丙型肝炎
检测策略和技术手册

主编 李 健 刘中夫

U0243424

人民卫生出版社
·北京·

图书在版编目（CIP）数据

丙型肝炎检测策略和技术手册/李健，刘中夫主编
. — 北京：人民卫生出版社，2022.9
ISBN 978-7-117-33582-9

Ⅰ. ①丙… Ⅱ. ①李… ②刘… Ⅲ. ①丙型肝炎 – 病毒性肝炎 – 诊疗 – 手册 Ⅳ. ①R512.6-62

中国版本图书馆 CIP 数据核字（2022）第 170530 号

人卫智网	www.ipmph.com	医学教育、学术、考试、健康，购书智慧智能综合服务平台
人卫官网	www.pmph.com	人卫官方资讯发布平台

丙型肝炎检测策略和技术手册
Bingxing Ganyan Jiance Celüe he Jishu Shouce

主　　编：李　健　刘中夫
出版发行：人民卫生出版社（中继线 010-59780011）
地　　址：北京市朝阳区潘家园南里 19 号
邮　　编：100021
E - mail：pmph@pmph.com
购书热线：010-59787592　010-59787584　010-65264830
印　　刷：北京汇林印务有限公司
经　　销：新华书店
开　　本：889×1194　1/32　印张：4
字　　数：80 千字
版　　次：2022 年 9 月第 1 版
印　　次：2022 年 11 月第 1 次印刷
标准书号：ISBN 978-7-117-33582-9
定　　价：30.00 元

打击盗版举报电话：010-59787491　E-mail：WQ@pmph.com
质量问题联系电话：010-59787234　E-mail：zhiliang@pmph.com
数字融合服务电话：4001118166　E-mail：zengzhi@pmph.com

《丙型肝炎检测策略和技术手册》编写委员会

主 审

孙新华　中国预防性病艾滋病基金会

主 编

李　健　中国疾病预防控制中心性病艾滋病预防控制中心

刘中夫　中国疾病预防控制中心性病艾滋病预防控制中心

编写人员　（按姓氏笔画排序）

丁国伟　中国疾病预防控制中心性病艾滋病预防控制中心

王爱玲　中国疾病预防控制中心妇幼保健中心

叶少东　中国疾病预防控制中心性病艾滋病预防控制中心

邢文革　中国疾病预防控制中心性病艾滋病预防控制中心

刘小平　中国预防性病艾滋病基金会

刘中夫　中国疾病预防控制中心性病艾滋病预防控制中心

刘玉芬　中国疾病预防控制中心性病艾滋病预防控制中心

李　健　中国疾病预防控制中心性病艾滋病预防控制中心

张琬悦　云南省疾病预防控制中心

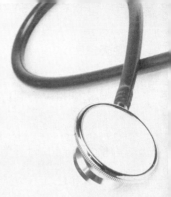

前　言

　　丙型肝炎（简称"丙肝"）是我国重点防治的疾病，是《中华人民共和国传染病防治法》规定的乙类传染病。感染丙型肝炎病毒（简称"丙肝病毒"）后，大部分患者无明显症状和体征，不知道自身的感染状况，如不及时治疗，部分患者可进展为肝硬化或肝癌。因此，及早了解自身的感染状态并规范治疗，可以避免慢性丙肝进展为肝硬化或肝癌，并对减少丙肝病毒传播具有重要意义。

　　我国从 20 世纪 90 年代初开始在血站实施抗 -HCV 血液筛查，之后出台一系列法规和技术标准，明确了对献血者进行抗 -HCV、HCV RNA 血液筛查的相关要求。为规范丙肝筛查和检测工作，我国先后出台了《丙型肝炎病毒实验室检测技术规范》（试行）等技术规范，更新了《丙型病毒性肝炎筛查及管理》（WS/T 453—2014）等行业标准，建议对准备进行输血或应用血制品、准备进行外科手术及侵入性诊疗操作的患者，血液透析患者以及肝脏生化检测不明原因异常者进行丙肝抗体检测。2017 年印发的《中国病毒性肝炎防治规划（2017—2020 年）》要求各地要根据本地乙型肝炎（简称"乙肝"）、丙肝等病毒性肝炎流行情况、医疗卫生机构服务能力等实际情况，制订完善检测策略，明确重点检测对象，稳步扩大检测覆盖面，并要求医疗机构为易感染人群和肝脏生化检测不明原因异常者提供检查服务，医疗卫生机构和体检机构可在体检人员知情同意的前提下，将乙肝、丙肝检测纳入健康体检范畴。目前，各级医院均已将术前、侵入性诊疗前丙肝抗体筛查纳入常规检测范畴，部分医疗机构还将丙肝抗体检测纳入了住院患者的常规检测内容，针对孕产妇开展的丙肝抗体检测率也较高。除此之外，我国在艾滋病自愿咨询检测机构、戒毒药物维持治疗门诊、监管场所等结合人类免疫缺陷病毒筛查工作开展丙肝抗体筛查。

2016 年，第 69 届世界卫生大会通过了《2016—2021 年全球卫生部门病毒性肝炎战略》，设定了"到 2030 年消除病毒性肝炎这一重大公共卫生威胁"的总目标，其中检测发现方面，要求丙肝病毒感染者的检测发现率达 90% 以上。为落实《"健康中国 2030"规划纲要》《健康中国行动（2019—2030 年）》有关要求，降低丙肝流行水平，保障人民群众身体健康，助力实现全球 2030 年消除病毒性肝炎公共卫生危害目标，2021 年国家卫生健康委办公厅等九部门联合制订并印发《消除丙型肝炎公共卫生危害行动工作方案（2021—2030 年）》（以下简称《工作方案》）。《工作方案》要求加大检测力度、提高检测发现率，提出了实施医疗机构"应检尽检"、重点人群"应检尽检"、大众人群"愿检尽检"以及抗体阳性者"核酸检测全覆盖"策略。

为帮助各地更好地贯彻落实《工作方案》，进一步做好丙肝检测和丙肝患者发现工作及开展相关培训，我们组织有关专家按照文字简明、内容突出、实用性强等要求，编写了本书。本书共六章，包括概述、丙肝检测对象及策略、丙肝实验室检测、丙肝病例报告和转诊、丙肝抗病毒治疗以及信息管理、分析与利用等内容。本书可供各级医疗、疾控、妇幼等机构和有关社会组织的相关工作人员在丙肝筛查检测中使用，也可作为丙肝检测相关工作的培训教材。

本书在编写过程中得到了中国预防性病艾滋病基金会以及疾控、临床、检验等相关领域专家的大力支持。借此向参与本书编写、审阅和指导的专家和支持本书编写的中国预防性病艾滋病基金会致以衷心的感谢。

本书编写中难免有疏漏和不足之处，欢迎广大读者在实际应用中提出宝贵意见，以便在今后修订中加以完善。

编者

2022 年 6 月

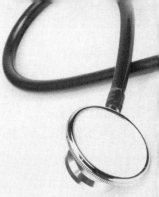

目 录

目录

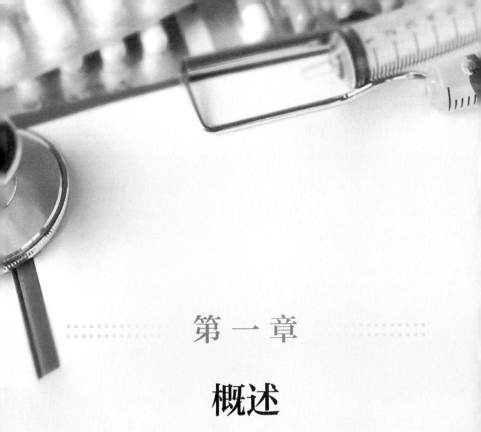

第 一 章

概述

丙型肝炎（简称"丙肝"）是由感染丙型肝炎病毒（hepatitis C virus，HCV）引起的肝脏炎性反应，是造成肝硬化、肝细胞癌等严重疾病负担的重要原因之一。丙肝发病隐匿，慢性化比例高，俗称"沉默杀手"。大部分丙肝由于没有特殊症状或者仅有一过性肝功能异常，经常被患者忽视，经过长期慢性化发展，有 5%～15% 会转化成肝硬化，一旦发展成为肝硬化，每年会有 2%～4% 转变成肝癌。

2021 年世界卫生组织（World Health Organization，WHO）发布的《全球艾滋病、病毒性肝炎和性传播疾病进展报告》显示，截至 2019 年，全球估计现存活慢性丙肝感染者（核酸检测阳性）5 800 万人，得到诊断并了解自身感染状况者约 1 520 万人，其中，使用直接抗病毒药物（direct antiviral agents，DAAs）治疗的人数占 62%，约 940 万人。2019 年，估计全球丙肝新发感染人数约 150 万人，当年丙肝相关死亡约 29 万人，其中，我国所在的西太平洋地区死亡人数排在第 1 位，约 7.7 万人。

"应检尽检，主动检测"是扩大检测和发现丙肝患者的主要方法。2017 年 WHO 首发《全球慢性病毒性乙型肝炎和丙型肝炎检测指南》，为推动《2016—2021 年全球卫生部门病毒性肝炎战略》、实现 2030 年消除病毒性肝炎危害目标提供了重要工具，对检测人群、检测方法、确定病毒血症和监测治疗应答、提高检测精度与治疗结合度等方面提出指导建议。

一、我国丙肝流行形势

丙肝是我国面临的重大疾病，是《中华人民共和国传染病防治法》规定的乙类传染病。我国原发性肝癌发病及死亡人数占全球半数以上，疾病负担严重，其中丙肝导致相关肝硬化及肝癌发生占相当比例。根据 2006 年全国病毒性肝炎血清流行病学调查结果，我国 1～59 岁人群的抗 -HCV 阳性率为 0.43%。哨点监测结果显示，吸毒人群中的抗 -HCV 总阳性率为 33.38%，性病门诊男性就诊者在 0.70%～0.90% 之间，男性同性性行为者（men who have sex with men，MSM）和暗娼人群在 0.60%～0.80% 之间，血液透析患者为 4.46%，医院侵入性诊疗患者为 0.85%。根据血清流行病学调查并结合高风险人群监测结果，估计我国 HCV 感染人群约 760 万，其中约 456 万是需要治疗的慢性丙肝患者，如不及时治疗，部分可进展为肝硬化或肝癌。近年来我国每年丙肝报告病例数均在 20 万例左右，截至 2021 年底，累计报告病例约 290 万，占估计数的 38% 左右，检测发现率较低。按发病日期统计，2021 年全国共报告丙肝 20.3 万例，居全国甲、乙类传染病报告数的第 4 位，其中新报告病例男女性别比为 1.39∶1，年龄以 35～74 岁为主，占 83%，农民和居家待业病例占 74%以上。

二、我国丙肝筛查检测工作

为规范丙肝筛查和检测工作，我国先后出台和更新了《丙型病毒性肝炎诊断标准及处理原则》（WS 213—2001）、

《丙型病毒性肝炎诊断标准》（WS 213—2008）、《丙型肝炎诊断》（WS/T 213—2018）、《丙型病毒性肝炎筛查及管理》（WS/T 453—2014）、《丙型肝炎病毒实验室检测技术规范》、《丙型肝炎防治指南》（2004 年版、2015 年版、2019 年版）等行业标准和技术规范。

自 2010 年起，我国先后发布《全国丙肝监测实施方案（试行）》和《全国艾滋病哨点监测实施方案》，开展了高风险人群和重点人群丙肝哨点监测，了解其丙肝抗体检测阳性率情况，为制订相关防控措施提供参考依据。2022 年，为优化丙肝疫情监测体系，进一步完善重点人群血清学监测、医院哨点监测布局，我国在既往丙肝哨点监测工作基础上，对人群丙肝哨点和医院丙肝哨点设置和监测内容进行调整，并发布了《全国丙型肝炎哨点监测实施方案（试行）》。

2017 年，国家卫生计生委等 11 部门联合印发了《中国病毒性肝炎防治规划（2017—2020 年）》，要求各地根据本地乙型肝炎（简称"乙肝"）、丙肝等病毒性肝炎流行情况、医疗卫生机构服务能力等实际情况，制订完善检测策略，明确重点检测对象，稳步扩大检测覆盖面，并要求医疗机构为易感染人群和肝脏生化检测不明原因异常者提供检查服务，医疗卫生机构和体检机构可在体检人员知情同意的前提下，将乙肝、丙肝检测纳入健康体检范畴。2021 年，国家卫生健康委等 9 部门联合印发《消除丙型肝炎公共卫生危害行动工作方案（2021—2030 年）》，方案要求加大检测力度、提高检测发现率，提出了实施医疗机构和重点人群"应检尽检"策略、实施大众人群"愿检尽检"策略以及实施抗体阳性者"核酸检测全覆盖"策略。

三、检测目的和必要性

在感染 HCV 后，大多数感染者无明显症状，呈隐匿性感染状态，只能通过血液检测发现。尽管我国开展了丙肝病例报告工作，但累计报告的丙肝病例数较流行病学规模估计的丙肝感染者数仍有较大差距，大量的感染者尚待扩大检测主动发现。

目前丙肝病例的发现主要通过患者到各级医疗机构求医被动诊断且各级医疗机构的检查和诊断能力与水平参差不齐，导致 HCV RNA 确诊检测比例和接受抗病毒治疗的比例均不高，不利于消除丙肝工作的开展。另一方面，面向公众开展的丙肝健康教育力度不大，大众对丙肝知识的知晓度不高，大众主动检测丙肝的比例和就诊率仍然很低。很多患者在首次检测和诊断丙肝时已经处于肝功能失代偿期，发展为肝硬化，甚至肝癌，给社会、家庭和个人带来极大的负担。

通过规范的抗病毒治疗，95% 以上的丙肝患者可以完全治愈。及早治愈丙肝，就可以避免由慢性丙肝进展为肝硬化及肝癌，还可以防止丙肝进一步传播给他人。国家医保局已通过谈判降低了丙肝抗病毒治疗药物价格，并将部分丙肝抗病毒治疗药物纳入医保报销范围，减少了丙肝患者的负担。但受多种因素的影响，检测和筛查发现的患者通过转介接受规范抗病毒治疗的比例和预期相比还存在较大差距。

因此，应通过宣传丙肝防治知识、增强主动检测意识、扩大检测发现、提高核酸检测能力、强化转介和治疗覆盖等多种措施，有效促进早检测、早诊断、早发现和及时治疗，并将其作为科学研判丙肝疫情、推进后续丙肝治疗及治愈、减少肝硬化和肝癌发生的首策，助力中国和世界实现共同消除丙肝公共卫生危害目标。

四、检测原则和策略

遵循"以人为本、预防为主、依法和科学检测、因地制宜、突出重点、稳步推进、提高效率"的检测原则。

（一）"应检尽检"策略

在医疗机构、采供血机构、助产机构、健康体检机构，针对准备接受手术、输血、内镜检查、血液透析等特殊或侵入性医疗操作人群，肝脏生化检测不明原因异常者，有静脉药瘾史者、既往有偿供浆者、多性伴或男性同性性行为者等HCV 感染高风险人群，及时开展丙肝抗体检测。通过自愿咨询检测门诊、戒毒药物维持治疗门诊、监管场所和外展服务对戒毒药物维持治疗人员、艾滋病自愿咨询检测门诊求询者、人类免疫缺陷病毒（human immunodeficiency virus，HIV）感染者及其配偶或性伴、丙肝患者配偶或性伴及时开展丙肝抗体检测。

（二）"愿检尽检"策略

针对 40 岁以上人群病例报告比例高的情况，医疗卫生机构探索动员 40 岁以上大众人群进行主动和动员检测，鼓励将丙肝抗体检测纳入健康体检、婚前医学检查。

（三）抗体阳性者"核酸检测全覆盖"策略

医疗卫生机构对检测发现的抗体阳性者要及时进行核酸检测，不具备核酸检测条件的，要及时将抗体阳性者转介至定点医疗机构或具备核酸检测能力的第三方检测机构进行检测。动员既往报告和流行病学调查发现的丙肝病例进行核酸检测。鼓励同级医疗卫生机构互认丙肝抗体和核酸检测结果。

（四）"应治尽治"策略

动员所有丙肝确诊患者转介到定点医疗机构，按照丙肝临床路径和行业标准，进行必要的基因型检测和辅助检查，动员符合治疗条件的患者接受规范抗病毒治疗。

（五）加强宣传教育策略

目前公众丙肝防治知识知晓率不高，因此应结合艾滋病等传染病的宣传教育工作，充分整合利用现有资源，组织开发丙肝预防、检测和可临床治愈等防治宣传教育材料，积极宣传丙肝检测发现和可临床治愈、避免发展为肝硬化和肝癌等防治点以及国家医保报销政策等内容，引导公众树立"自己是健康第一责任人"的健康理念，提高自我防范、主动检测和积极规范治疗意识。

（六）强化能力建设策略

各地要加强医疗卫生机构实验室检测能力建设，定点医疗机构应当开展丙肝抗体、核酸、基因分型检测服务（含第三方检测），疾控机构具备开展丙肝抗体及核酸检测能力。加强专业队伍能力建设，统筹利用现有资源，加强定点医疗机构、疾控机构、血站、健康教育机构、卫生监督机构等相关专业人员培训，提高其临床诊疗、实验室检测、综合防治、宣传教育和监督执法等能力。

（七）动员社会力量参与策略

各地各相关部门要支持和动员社会组织、慈善力量和志愿者依法有序参与丙肝检测等防治工作，配合卫生健康部门做好扩大检测宣传教育、重点人群综合干预等工作，为丙肝患者及其家属等有需求人员提供咨询、心理疏导等服务。

（八）强化信息管理策略

充分利用丙肝防治信息系统、丙肝哨点监测系统和艾滋病自愿咨询检测系统，规范数据填报，监督、核查数据质量，提高监测评估科学性。

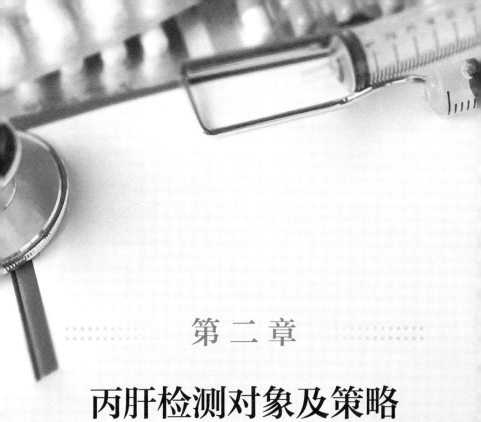

第 二 章

丙肝检测对象及策略

据 2006 年全国血清流行病学调查结果估计，目前我国丙肝抗体阳性者约为 760 万，截至 2019 年我国累计丙肝报告病例数不足 300 万，有 60%HCV 感染者尚未被发现，无论从 HCV 感染者的抗病毒治疗角度，还是从传染源管理与防控的角度，都需要加大丙肝检测和筛查发现的力度。筛查是针对临床前期或早期的疾病阶段，运用快速、简便的试验、检查或其他方法，将未察觉或未诊断疾病的人群中那些可能患病，但表面健康的个体，同那些可能无病者鉴别开来的一系列医疗卫生服务措施。

丙肝筛查采用检测血液中丙肝抗体、核酸或抗原的方法，依托已有的医疗机构、采供血机构、妇幼保健机构、健康体检机构、艾滋病自愿咨询检测机构、戒毒药物维持治疗门诊、监管场所、外展服务组织等开展，将不同来源发现的 HCV 感染者，通过医院转介、规范诊断、治疗和随访等环节连接起来，最大限度发现丙肝患者，通过抗病毒治疗治愈患者，消灭传染源、切断传播途径。

医疗机构、妇幼保健机构常规筛查 HIV、梅毒、乙型肝炎病毒（hepatitis B virus，HBV）、HCV 等传染病四项，主要目的是预防医源性感染；采供血机构常规筛查 HIV、梅毒、HBV、HCV、转氨酶等传染性疾病指标，主要目的是避免不合格供血；健康体检包括婚前体检、入职及在职体检，往往是自愿基础上筛查，覆盖率比例较低；艾滋病自愿咨询检测机构、戒毒药物维持治疗门诊、监管场所等筛查 HIV、梅毒、HCV，是根据各级卫生行政部门的艾滋病防治要求开展的常规工作。所有抗 -HCV 阳性者的规范诊断、转介、治疗和随访，都需要通过医疗机构和 / 或疾控机构间的密切合作来落实。

第一节 医疗机构丙肝检测对象及策略

一、医疗机构开展丙肝检测的意义

（一）覆盖面广

虽然医院就诊人群健康状况与一般人群存在不同特征，不同级别医疗机构患者健康状况也存在着差别，但是医院就诊者覆盖人群广，包括各年龄段、不同职业的人群，具有广泛的代表性。国际上常采用医疗机构就诊人群的丙肝筛查估计一般人群的感染率，特别应在急诊、住院、手术、医院侵入性诊疗患者中，开展丙肝等常规传染病筛查。

（二）成本低且效率高

我国人口基数大，医疗机构是发现丙肝感染者省时、省力的场所，而且对发现的丙肝抗体阳性者，能动员其配偶及家庭相关人员进行检测，进而高效地发现丙肝患者。调查显示医疗机构就诊者抗 -HCV 阳性率高于一般人群抗 -HCV 阳性率，充分利用已有医疗机构检测，可以提高筛查检测效率，符合成本效果最大化。

（三）提供后续服务

医疗机构更容易发挥自身优势为筛查发现的丙肝患者及其配偶和家庭成员提供后续丙肝监测、诊断及治疗服务。综合性医疗机构凭借自身的实验室、感染科或肝病科的优势，对筛查发现的患者开展确诊、治疗以及随访管理。通过建立高效的转诊、会诊制度，保证筛查发现的患者及时纳入治疗管理。

（四）患者容易接受

医院就诊患者更易于接受医生的建议，医生可以通过传递正确的丙肝防治信息，指导患者的行为，有利于丙肝患者接受抗病毒治疗，提高患者治疗的依从性，提高治疗质量。

二、医疗机构丙肝检测的现状

（一）医疗机构丙肝检测的基本情况

由于丙肝临床症状、体征常常不明显，大部分丙肝患者缺乏主动检测的意识，存在漏诊率高、就诊率低和治疗率低的情况。不少医务人员对丙肝的认识仍存在误区和盲区，即使是常规筛查（如术前检查、侵入性医疗前检查、产前检查等）发现的丙肝抗体阳性者，也存在未能及时做核酸检测确诊和接受后续规范抗病毒治疗的情况，特别是非专科医生，对隐匿性的慢性丙肝患者缺乏深入理解和认识。

我国医院对住院患者和术前患者丙肝的常规筛查率较

高，但对大部分门诊患者丙肝常规筛查率很低，很多人不知道自己的感染状况。妇幼保健管理要求，孕产妇孕检、产检常规筛查丙肝；多数医疗机构肝病科、手术科室等按照规定开展丙肝检测。门诊、急诊科室对就诊者丙肝检测，更多取决于医生的判断、与患者的沟通情况，医生患者都缺乏检测的主动性。

（二）医疗机构丙肝检测存在的问题

医疗机构 HCV 核酸检测能力不足，《消除丙型肝炎公共卫生危害行动工作方案（2021—2030）》要求 2021 年在二级及以上医疗机构 100% 具备核酸和抗体检测能力，客观上能确保最大限度发现丙肝患者。

医疗机构主动进行丙肝检测意识不足。通过有针对性的强化培训，提高医务人员丙肝筛查的意识，强调医院内部的筛查、诊断、转诊会诊、治疗、随访等临床路径的标准化。

医疗机构对检测前咨询、健康教育不够重视。多数医疗机构丙肝相关的宣传材料、健康教育手段缺乏。应该在丙肝专科门诊、丙肝筛查相关部门布置宣传材料。医护人员提高对检测前咨询和健康教育的重视程度，良好的健康教育是丙肝筛查的重要保证。

三、医疗机构开展丙肝检测的对象和策略

医疗机构开展丙肝检测的人群主要包括丙肝感染高风险人群、住院患者、手术前患者、透析人群、准备进行特殊或

侵入性医疗操作的人群、肝脏功能生化检测不明原因异常者、肝炎疑似症状者和既往报告的丙肝临床诊断病例，同时为加强大众人群的丙肝发现力度，鼓励医疗卫生机构探索动员40岁以上人群进行主动检测。

医疗机构丙肝检测包括常规检测和动员检测，常规检测是指患者因其他疾病到医疗机构寻求医疗服务过程中，在住院、术前等常规开展丙肝检测。动员检测是指医务人员根据就诊者病史描述、问诊情况和体格检查等对就诊者进行丙肝感染风险评估，对有丙肝感染疑似症状、有丙肝感染高危行为史、肝功能异常和易感染人群等主动提供丙肝检测服务，让就诊者在接受其他医疗服务的同时了解自己的丙肝感染情况。

（一）不同人群的丙肝检测

1. **丙肝感染高风险人群**　丙肝主要的传播途径有血液传播、性传播和垂直传播，容易引起 HCV 传播的行为称为丙肝感染高风险行为，具有丙肝感染高风险行为的人群称为丙肝感染高风险人群，根据丙肝的传播途径，该人群大致分为三类。

第一类为具有血液传播风险的人群，包括既往有偿供浆者，以及具有经破损的皮肤和黏膜传播风险的人群。具有经破损皮肤和黏膜传播风险的人群主要包括在工作中发生职业暴露的相关工作人员，共用注射器或针头注射药品或毒品者，使用未经严格消毒的牙科器械、内镜者，进行侵袭性操作和针刺伤者，以及有共用剃须刀、共用牙刷、文身和穿耳孔等潜在的经血传播风险者。

第二类是有性传播风险的人群，包括与丙肝感染者发生性行为、与 HIV 感染者发生性行为、有多个性伴侣或男性同性性行为者等。

第三类是有垂直传播风险的人群，主要是指感染 HCV 的母亲所生子女。

（1）人群特点

1）病史明确：医生在询问病史过程中，应主动详细问询该人群是否有过感染丙肝的相关危险行为史。如既往有偿供浆，发生职业暴露，曾与他人共用注射器吸毒，有过针刺伤、文身、街边摊进行拔牙和针灸、与他人共用剃须刀等危险行为。

2）丙肝感染率高于一般人群：注射吸毒人群中 HCV 感染率最高，哨点监测数据显示，平均每 10 个人中有 6 个人感染丙肝。男性同性性行为人群感染率是一般人群的 2 倍以上。丙肝抗体阳性的母亲将 HCV 传播给新生儿的风险约为2%，如果母亲在分娩时 HCV RNA 检测结果为阳性，则母亲将病毒传播给新生儿的风险可高达 4%～7%；感染 HCV 的母亲合并 HIV 感染时，传播风险将增至 20%；母亲 HCV 载量越高，将病毒传播给孩子的风险越高。

3）健康意识薄弱：除医务人员由于工作原因暴露机会多和紧急情况多导致易感染以外，其余人群主要是由于自我健康防护意识薄弱，个人卫生意识差而引起感染。其中既往有偿供浆者和吸毒者不安全注射的健康意识差，易与他人共用针具。有性传播风险的人群与他人发生性行为时缺乏自我保护意识以及保护他人的意识，存在不使用安全套现象，部分人群在不清楚他人是否感染的状况下与他人共用剃须刀等易引起出血的生活用品。

（2）检测策略

1）完整病史采集和评估：医务人员在诊疗过程中可对就诊者进行仔细问诊，耐心倾听就诊者的病情和病史描述，保持客观的态度，综合评估其感染 HCV 的风险和对丙肝相关知识的了解状况。

2）动员检测：针对丙肝感染高风险人群，应在提供相关疾病诊疗服务的同时，明确告知就诊者感染丙肝的风险，根据丙肝的不同传播途径给就诊者解释不同的传播风险，为其提供丙肝检测信息，强调丙肝检测的重要性和意义，动员就诊者进行丙肝检测，主动为其开具丙肝抗体血清学检测化验单，对丙肝抗体阳性者应进一步做 HCV RNA 检测以明确就诊者是否为丙肝现症感染，同时医生应为就诊者提供丙肝防治相关知识的健康教育、后续医疗服务建议、生活及工作中的注意事项等。

3）特殊情况动员核酸检测：当机体存在严重免疫缺陷时（如 HIV 感染者）可出现丙肝抗体假阴性，所以当医生高度怀疑就诊者感染丙肝但丙肝抗体阴性时应动员其做 HCV RNA检测。此外，如医生怀疑就诊者丙肝急性感染时，即使丙肝抗体阴性，也须动员其做 HCV RNA 检测。

4）检测时间：丙肝感染高风险人群应尽早检测。其中医务人员如被污染的针具或锐器刺伤发生职业暴露时应立即检测丙肝抗体排除既往感染，并在 2～4 周后进行 HCV RNA 检测；感染 HCV 的母亲所生婴儿应在出生满 18 个月后检测丙肝抗体，也可于出生 1 个月后做 HCV RNA 检测；男性同性性行为者和有多个性伴侣者应定期检查。

2. 准备接受特殊或侵入性医疗操作的人群　特殊或侵入性操作是以诊断和治疗为目的开展的简单手术操作，主要包括输血或使用血液制品、血液透析、各种内镜检查、有创导管和介入治疗等。该操作须将医疗器械经皮肤 / 腔道全部或部分地侵入人体，接触体内组织、血液系统等，由于部分侵入性器械是一次性无菌器械，部分是经消毒灭菌反复使用的，如操作不当或患者配合不好，可对人体产生一定的创伤，如皮肤黏膜出血，内脏组织穿孔等，此时如侵入器械消毒灭菌不过关就有可能发生院内交叉感染。

（1）人群特点

准备进行特殊或侵入性医疗操作的人群多为门诊或急诊患者，也有部分住院患者，主要是因其他基础疾病或临床症状就诊，须通过侵入性操作来明确诊断或治疗。就诊者自身传染病的感染状况是未知的，可能不具传染性，也有可能是潜在的传染源，在其感染状态不明的情况下，有可能通过该操作传染他人，也有可能被他人传染。一旦发生交叉感染，不仅会对他人的健康造成威胁，患者本人也有感染其他疾病的风险。

（2）检测策略

1）依规检测：医疗机构应依据《血液净化标准操作规程（2021 版）》《血站技术操作规程（2019 版）》《献血者健康检查要求》（GB 18467—2011）和《丙型病毒性肝炎筛查及管理》（WS/T 453—2014）等相关文件和操作规程的要求，对院内准备进行输血或使用血液制品者，以及准备进行特殊或侵入性医疗操作的人群常规检测丙肝抗体，检测结果阳性者均应做 HCV RNA 检测以确认是否为丙肝现症感染。同时为就诊者提供丙肝防治相关知识的健康教育、后续医疗服务建议以及生活和工作中的注意事项。

2）特殊情况动员检测：由于丙肝抗体假阴性可见于血液透析患者，如医生高度怀疑血液透析者感染 HCV，即使其丙肝抗体检测阴性，也应动员该血液透析患者做 HCV RNA 检测。

3）检测时间：准备进行特殊或侵入性医疗操作的人群应在进行该医疗操作前做丙肝检测。其中血液透析患者应每半年做一次丙肝检测，如更换血液透析中心或透析过程中出现不明原因谷丙转氨酶 [又称丙氨酸转氨酶（alanine aminotransferase，ALT）] 异常升高则应及时进行丙肝检测。

3. 肝脏生化检测不明原因异常者　肝脏生化检测是判断被检者有无肝脏损害、评估肝病严重程度、追踪肝病进展、判断治疗效果和预后的重要临床检验，肝脏生化检测不明原因异常是指无任何诱因地出现持续性或反复性的肝脏生化检查结果异常，如 ALT、胆红素升高。

（1）人群特点

肝脏生化检测不明原因异常者通过常规的病史采集、临床体检和肝功能检查不能明确病因，部分患者由于不能及时查明病因而耽误治疗导致病情持续进展。该人群通常于常规体检、孕检或其他疾病就诊时被动检测发现。患者可无明显自觉症状，但可能出现不同程度的肝脏损害，虽然大多数肝脏生化检测不明原因异常者只有轻度肝损伤，但不及时治疗，部分患者可发展为慢性肝炎、肝硬化。

（2）检测策略

1）结果解释：医生首先应向就诊者解释肝脏生化检测异常的含义，导致检测结果异常可能的原因，就诊者肝功能受损程度、治疗方法和预后，以及不及时处理可能带来的后果等，同时稳定就诊者情绪。

2）查明病因：因引起肝脏生化检测结果异常的原因较多，医生应提供包含丙肝的相关检测信息，主动为就诊者提供丙肝抗体检测，并对检测结果阳性者进行HCV RNA检测，以明确就诊者感染现状，采取针对性医疗服务，同时为就诊者提供丙肝防治相关知识的健康教育、后续医疗服务建议、生活和工作中的注意事项等。

3）检测时间：临床发现肝脏生化检测不明原因异常者，应尽早动员就诊者进行丙肝抗体检测，做到早发现、早动员、早检测、早诊断和早治疗。

4. 肝炎疑似症状者　病毒性肝炎临床症状多种多样，但多数患者无明显症状和体征，表现为隐匿性感染，部分患者可出现全身乏力、食欲减退、恶心、右季肋区疼痛，部分患者还会出现黄疸、低热、脾肿大，部分患者可出现肝病面容、肝掌、蜘蛛痣等，如患者发生进行性肝纤维化可导致肝硬化和肝癌等。在排除其他肝外疾病后，出现上述临床表现的患者可称为肝炎疑似症状者。

（1）人群特点

肝炎疑似症状者因其症状无特异性，或者自觉症状较轻，部分患者常会选择在家休息不就医，到医院就诊的患者通常是依赖自我健康意识、对疾病的认识和自我感知而就诊。各型别的病毒性肝炎临床表现和生化学检查结果均相似，所以仅通过临床症状和生化检测结果不能诊断患者感染了何种肝炎病毒。

（2）检测策略

1）症状解读及动员检测：接诊医生在对就诊者进行病史询问和体格检查时发现就诊者具有肝炎疑似症状，应采用通俗易懂的语言给就诊者解释出现以上症状可能是由于就诊者感染了某种肝炎病毒，而肝炎病毒型别较多，不同型别的肝炎病毒治疗方法不同，预后也不同。为了采取有针对性的后续医疗服务，查明就诊者的实际感染情况，接诊医生应主动提供病毒性肝炎相关检测信息，并动员丙肝抗体检测阳性者进行 HCV RNA 检测，同时为就诊者提供丙肝防治相关知识的健康教育、后续医疗服务建议、生活和工作中的注意事项等。

2）检测时间：临床发现肝炎疑似症状者，应动员就诊者尽早进行包含丙肝的相关实验室检测。

5. 既往报告丙肝病例 既往报告丙肝病例是指本次就诊前已经在本院或其他医疗机构临床诊断或确诊为丙肝，并已通过中国疾病预防控制中心信息系统进行病例报告的病例。

（1）人群特点

相当比例既往报告丙肝病例由于各种原因没有及时进行 HCV RNA 检测，病例报告时信息填报不完整，后续是否进行相关检测和抗病毒治疗等情况不明。

（2）检测策略

医疗机构梳理本院既往报告丙肝病例信息，应主动联系既往报告丙肝病例进行回访调查，补充传染病报告卡信息，并动员其进行核酸检测，对于核酸检测阳性的病例及时转介抗病毒治疗。

6. 40 岁以上人群

（1）人群特点

既往研究结果显示，该人群丙肝抗体阳性率较其他年龄组高，同时随着年龄增长，因其他疾病就医频次增多，被查出感染丙肝的可能性也增加。

（2）检测策略

1）加大宣传：加大丙肝防治相关知识和当地丙肝医保报销政策的宣传力度，提高大众知晓率、自我保护和保护他人的意识。

2）愿检尽检：动员该人群进行丙肝检测，实施"愿检尽检"策略，检测发现丙肝抗体阳性后应及时进行核酸检测。

3）纳入基本公共卫生体检：各地结合实际情况，鼓励有条件的地区将丙肝抗体检查纳入基本公共卫生服务老年人体检项目，覆盖 60 岁以上的大众人群。

（二）不同类型医疗机构丙肝检测

根据医疗机构的丙肝实验室检测能力和临床诊断治疗能力，将其分为具有丙肝诊疗能力的定点医疗机构和仅开展丙肝检测的非定点医疗机构。

1. 定点医疗机构　定点医疗机构由当地卫生健康行政部门结合当地实际选取确定，通常为综合医院、肝病专科医院和传染病医院。定点医疗机构实验室应具备开展丙肝抗体检测、HCV 核酸和基因型检测（含委托第三方检测）的能力，有专门开展丙肝诊疗的临床科室和医务人员，药房配备丙肝相关抗病毒治疗药物。定点医疗机构应在公共宣传栏或候诊区等张贴丙肝基本防治知识、相关检测服务信息、诊疗服务信息和医保报销政策等，临床科室配备丙肝宣传小折页，提供给需要进行丙肝检测的就诊者。另外，医院应加强所有医务人员的培训，提高医务人员主动提供丙肝检测的服务意识。

（1）肝病诊疗科室

主动到肝病诊疗科室寻求医疗服务的就诊者一般具有相关流行病史、临床症状或异常检查结果，就诊者主观上有肝病相关诊疗意愿和需求，希望获得医生的帮助。

1）风险评估和健康教育相结合：临床医生应认真倾听就

诊者的主诉和需求，缓解就诊者的紧张和焦虑情绪。对就诊者感染 HCV 的风险进行分析评估，分析过程中提供相关知识的健康教育，包括病毒性肝炎分类、临床症状、感染途径、降低感染风险的方法、治疗方法和预后等。

2）动员检测：临床医生应主动提供包括丙肝的检测服务信息，解释检测的目的、方法、结果和意义。动员就诊者进行丙肝检测，排查就诊者的肝病是否由感染 HCV 引起。

3）结果告知和后续服务：临床医生应根据丙肝抗体检测结果对就诊者进行结果告知。如抗体检测结果阴性，医生需与就诊者确认是否度过窗口期，有无其他免疫性疾病，同时提供预防丙肝感染相关信息；如抗体检测结果阳性，医生应动员患者进行 HCV RNA 检测，对核酸检测结果阳性者，必要时动员其进行 HCV 基因型检测，明确感染型别和进行丙肝抗病毒治疗，并随访评估治疗效果和按要求进行传染病疫情上报。

（2）非肝病临床科室

到非肝病临床科室寻求医疗服务的就诊者主要是因其他疾病就诊，就诊者主观上没有做丙肝检测的愿望。除手术前、侵入性诊疗前等场景需要常规开展丙肝检测外，各科室临床医生应结合本科室医疗服务、就诊者病史和危险因素评估，选择适当的时机对有感染丙肝风险的就诊者进行丙肝相关健康宣传教育，提供丙肝检测信息。各地可根据实际情况采取"知情同意"或"知情不拒绝"的方式主动为就诊者提供丙肝检测服务，做好检测后结果告知，并根据丙肝抗体检测结果为就诊者提供后续服务，包括为检测结果阴性者提供预防丙肝感染相关信息，为抗体阳性者提供转介服务，将其转介至本院肝病科室归口管理。

由于就诊者不是因丙肝而就诊，在完成相关疾病诊疗后，为避免门诊患者在医院自助终端机上打印丙肝检测报告后，因各种原因直接离开不返回门诊，建议医疗机构可根据医院实际情况对自助终端机进行锁定设置，丙肝检测阳性报告打印时提示就诊者到开单医生处领取检查单。另外生殖遗传科就诊人群主动就诊意愿强，为了下一代的身体健康与医生的配合度高，容易接受丙肝检测，建议将丙肝检测纳入孕前检查项目。

（3）综合医院医技科室

医技科室是运用专门的诊疗技术和专业设备，协助临床科室对疾病进行诊断和治疗的医疗技术科室，因其不设病床、不收患者，故不属于临床科室，是医院医疗服务系统中的技术支持系统，也是医院的重要组成部分，如 B 超室、内镜检查室和病理科等，主要负责门诊、急诊和住院患者的检查，面向全院服务临床，能接触到全院各科室的不同患者，是临床科室和患者之间的桥梁纽带。医技科室的医生如在病理学检查时发现肝脏组织病理学改变，或在影像学及其他辅助检查时发现患者出现肝脏肿大、肝纤维化、肝实质不均等，应建议患者完成相关疾病诊疗后，到本院肝病诊疗科室进一步咨询和进行必要的实验室检测。

2. 非定点医疗机构 非定点医疗机构指除定点医疗机构

之外的医疗机构，通常包括综合医院、乡镇卫生院、社区卫生服务中心、非肝病专科医院、部分妇幼保健院和中医院等，该类医疗机构不一定具备丙肝诊疗能力，但能开展丙肝抗体检测，部分机构可以开展 HCV RNA 检测（含委托第三方检测），但没有丙肝诊疗科室，也没有丙肝抗病毒治疗药物。

非定点医疗机构的就诊者一般病情较轻，多数是就近开药、输液，或者做婚前体检、社区体检、孕前检查建档等，主观上没有检测丙肝的意愿，认为丙肝和自己没有任何关系，医院可在公共宣传栏及候诊区张贴丙肝等传染病防治相关信息，临床医生应在接诊过程中适时地为就诊者提供丙肝检测信息，动员就诊者做丙肝检测。对检测发现的丙肝抗体阳性或丙肝核酸阳性者应做结果告知，并完整填写转介单，将患者转介到当地丙肝诊疗定点医疗机构归口管理，追踪患者转介到位情况，并做好记录。

（三）医疗机构丙肝检测流程图

为保证医疗机构丙肝的发现、报告、转介和诊疗网络良好衔接，使不同人群获得丙肝归口诊疗，医疗机构可结合本院的丙肝诊疗能力对就诊者提供相关丙肝检测服务，检测流程见图 2-1。

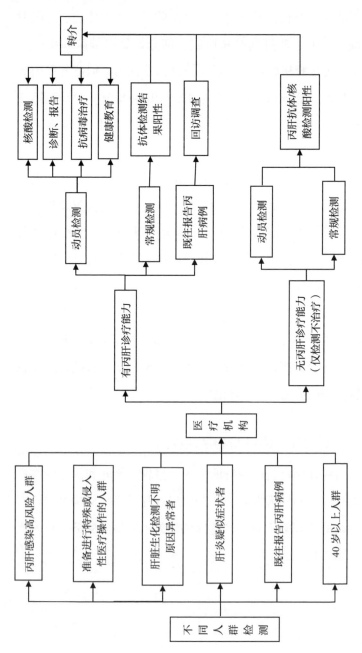

图 2-1　医疗机构丙肝检测流程图

第二节 采供血机构丙肝检测对象及策略

一、采供血机构开展丙肝检测的意义

(一)血站

血站是采供血机构的一个分支,是不以营利为目的、为临床提供医疗用血的公共卫生机构。血站的职能包括献血者招募、血液采集、血液制备、血液筛查、血液供应等。其中以预防输血相关传染病为目的的血液筛查是血站极其重要的工作任务。20 世纪 60 年代到 80 年代,人们对输血后感染病毒性肝炎的认识逐步深入。通过建立乙型肝炎表面抗原血清学筛查方法,使血液的安全性有了很大程度的提升。但临床仍然存在大量输入经乙肝表面抗原筛查的血液引起输血后肝炎感染的病例。对此,科学家在将近 15 年的时间里进行了大量探索和研究,最终在 1989 年成功克隆出 HCV 基因组片段。1990 年建立了抗 -HCV 检测技术,并很快将该技术应用于血液筛查。抗 -HCV 血液筛查大大降低了输血后丙肝的发生率,对全球预防输血相关丙肝和血液安全产生了深刻的影响。20 世纪末核酸检测技术的引入,使输血相关丙肝的窗口期进一步缩短。输血后丙肝的发生率已经降到很低的水平。因此血站对献血者实施 HCV 标志物的血液筛查,是确保临床用血安全的长期持久的重要策略。对于预防输血相关丙肝的发生、遏制 HCV 的经血传播具有十分重要的现实意义。

（二）单采血浆站

单采血浆站是向血液制品生产企业提供合格原料血浆，用以制备、生产临床治疗用血液制品的采供血机构。原料血浆来源于人体，具有传播输血相关传染病的潜在风险。在血液制品发展史上，亦曾发生多起输血相关性感染，如 20 世纪 90 年代美国因应用免疫球蛋白导致丙肝暴发。由于丙肝多数起病较隐匿，且目前尚无有效疫苗可预防，所以早期筛查是预防和控制丙肝传播最有效的措施。在单采血浆站开展针对献血者和献血浆者的抗 -HCV 筛查，可以有效遏制输血相关丙肝的发生。对献血浆者进行选择和丙肝等经血传播疾病的筛查已经成为单采血浆站的重要职责，对于控制原料血浆的安全性，预防经血液制品传播丙肝具有十分重要的意义。

二、采供血机构开展丙肝检测的现状

（一）血站

早在 1993 年，《血站基本标准》（1993 年版）就规定了我国血站应对献血者实施抗 -HCV 血液筛查。在随后二十多年的时间里，相继颁布的《中国输血技术操作规程（血站部分）》《献血者健康检查要求》（GB 18467—2001）、《血站技术操作规程》等血站法规和技术标准中，明确了对献血者捐献的血液进行抗 -HCV、HCV RNA 血液筛查的相关策略和技术要求。目前全国血站每年实施 HCV 血液筛查 1 500 多万人份，从低危人群中选择献血者是血站确保血液安全、控制输血后丙肝发生的重要步骤。通过对献血者实施献血前健康问询、填写调查问卷，筛选和排除高危献血者。献血者成功捐献血液之后，血站须严格按照现行法律法规和技术标准，对血液进行 HCV 血清学和核酸标志物筛查。目前血站血液检测实验室多采用自动化血液检测设备和计算机网络，完成 HCV 血液筛查试验过程和结果的自动化传输。血液筛查用抗 -HCV、HCV RNA 诊断试剂须获得国家药品监督管理局签发的药品许可证。从开始进行 HCV 血液筛查，血站实验室建立了实验过程质量控制机制，实施室内质量控制。国家临床检验中心也建立了 HCV 检测实验室室间质量评价项目。参加 HCV 血液筛查室间质量评价的相关要求也纳入了血站实验室管理法规之中。

（二）单采血浆站

单采血浆站对献血浆者实施抗 -HCV 筛查也起始于 20 世纪 90 年代初，与血站同步。国家先后颁布了《单采血浆站基本标准》《单采血浆站技术操作规程》和《献血浆者须知》，规定了对献血浆者实施 HCV 标志物筛查的相关要求。2018 年我国 200 多家单采血浆站原料血浆年采集已达 1 350 多万人份。与血站不同的是单采血浆站在赋予献血浆资格之前，不仅对献血浆者实施严格的健康问询、体检，通过文字及面对面交流了解献血浆动机，告知安全献血浆的重要性、健康征询与检测的必要性等，还需要对其进行包括抗 -HCV 的输血相关传染病项目的实验室检测。献血浆者成功捐献血浆之后要对每一份捐献的血浆进行抗 -HCV 筛查。依据《单采血浆站质量管理规范》，我国单采血浆站均建立了实验室质量管理基本框架，实施了实验室室内质量控制和室间质量评价计划。但相对于血站，单采血浆站实验室的人员层次、仪器设备自动化水平、实验室信息系统仍有待于提高和完善。

三、采供血机构开展丙肝检测的对象和策略

（一）血站

1. **检测对象**　血站 HCV 血液筛查对象是献血者捐献的血液。根据《献血者健康检查要求》（ GB 18467—2011 ），年龄为 18 ~ 55 周岁的健康人均可以献血。既往无献血反应、符合健康检查要求的多次献血者，主动要求再次献血的，年龄可延长至 60 周岁。

2. **人群特点**　目前我国采取无偿献血制度。无偿献血人群以城镇居民为主，男性献血者数量高于女性献血者，无偿献血者年龄分布主要在 18 ~ 45 岁。无偿献血者主要为城市个人自愿无偿献血者和单位组织的团体无偿献血者，以健康青壮年为主。献血者个人健康意识和健康管理能力良好，属于丙肝低流行人群。另外，献血者在献血前首先要接受健康问询并填写健康问卷，进行是否具有高危行为、感染过 HCV 的自我排查。此举进一步降低了献血人群献血后 HCV 筛查阳性的比例。

3. **检测策略**　血站 HCV 血液筛查是在献血者每次成功

献血后，从采集的血液中留取血液筛查标本，进行 HCV 的强制性筛查。按照国家法规要求，血站血液筛查 HCV 感染标志物包括 HCV RNA、抗 -HCV 或 HCV 抗原抗体。HCV 感染标志物应至少采用核酸和血清学试剂各进行 1 次检测。任何 HCV 检测项目不合格，所有相关血液和血液成分必须报废，不可发往临床用血机构。针对 HCV RNA 和血清学检测均不合格或经确证 HCV 阳性的献血者永久排除其献血资格。HCV 血液筛查不合格献血者均得到血站不适宜献血的通知，建议其前往医疗机构进一步诊断，接受临床干预。承担 HCV 血液筛查的血站实验室必须在确保遵从国家行业法规和标准的前提下开展检测。血站 HCV 血液筛查采用的是标准化、规范化、均一化的筛查策略，没有实施人群细分和个性化筛查。

（二）单采血浆站

1. **检测对象** 单采血浆站 HCV 筛查对象是献血浆者及其捐献的血浆。根据《单采血浆站技术操作规程（2022 年版）》，18 ～ 55 周岁、户籍在单采血浆站划定采浆区域内、知情并自愿献血浆的健康人群均可捐献血浆，并接受规定项目的输血相关传染病的血液筛查。

2. **人群特点** 基于血液制品行业特点，各单采血浆站血浆采集区为固定区域，献血浆人群相对变化不大，单采血浆捐献者相对固定。又由于单采血浆站通常设置在偏远的县级区域，因此献血浆者以农村人口为主。这和血站献血者多来自城市形成了很大差异。另外，单采血浆站对献血浆者的健康状况实施动态监控。除新献血浆者外，固定献血浆者均定期（每次献血浆）进行各项检查的动态监测。

3. **检测策略** 目前与单采血浆相关的HCV标志物筛查，由单采血浆站和血液制品机构共同承担。两机构在不同阶段共同承担了对献血浆者的献血浆资格和对血浆质量的判定。单采血浆站对献血浆者抗-HCV筛查分为2个部分：①对新献血浆者或两次间隔超过半年的献血浆者，单采血浆站采用"先检后采"原则，血浆采集前实施抗-HCV筛查，只有包括抗-HCV在内的所有规定检测项目检测合格，才能给予或重新给予献血浆资格；②对于两次献血浆间隔不超过半年的固定献血浆者，在捐献血浆后留取标本进行抗-HCV检测，只有检测合格的血浆才能作为原料血浆提供给血液制品机构。单采血浆站抗-HCV筛查方法为ELISA法。血液制品机构对于单采血浆站判定为合格的原料血浆采用另一种不同原理的检测方法或不同厂家的ELISA筛查试剂进行抗-HCV复检，并进行HCV RNA混样检测。如有不合格，通知单采血浆站排除献血浆者，同时废弃相关原料血浆。

（三）采供血机构开展丙肝检测流程图

在血站献血者完成血液捐献后，留取用于HCV检测的血液标本，送至血站实验室。实验室按照既定的检测策略进行抗-HCV和HCV RNA的检测。只有HCV检测合格以及其他血液检测项目合格的血液才能发往临床机构使用。血站丙肝检测流程见图2-2。

　　单采血浆站对于献血浆者 HCV 检测的流程和血站有很大不同。单采血浆站献血浆者 HCV 检测的第一步是区分新献血浆者和已建档的固定献血浆者。新献血浆者采取"先检后采"的方式，已建档的固定献血浆者采取"先采后检"的方式。单采血浆站丙肝检测流程见图 2-3。

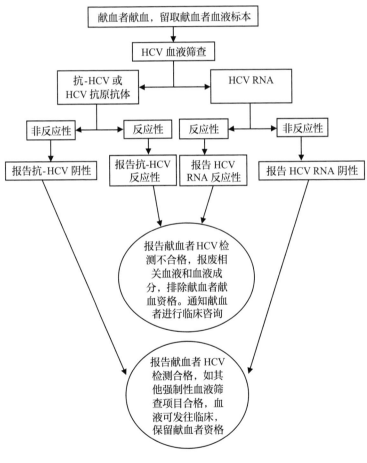

图 2-2　血站丙肝检测流程图

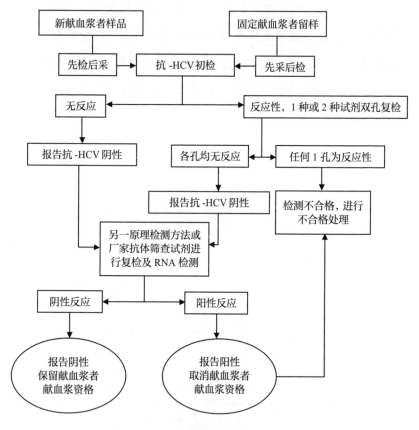

图 2-3　单采血浆站丙肝检测流程图

第三节　助产机构丙肝检测对象及策略

一、助产机构开展丙肝检测的意义

　　丙肝的主要传播途径包括血液传播、垂直传播、性传播。从现有的文献发现，丙肝的垂直传播发生率为 3%～

10%。人群研究表明，孕产妇患有慢性丙肝会增加早产、出生体重不足、胎膜早破、妊娠糖尿病和先天性异常的风险，严重影响下一代的生命质量。孕产期丙肝的筛查是 WHO 推荐的出生缺陷预防措施之一，是有效的二级预防措施，因此对孕产妇和新生儿进行 HCV 检测至关重要。

综合医院、妇幼保健机构、妇产医院等具有助产资质的医疗机构（简称"助产机构"）能最大流量地接触孕产妇和新生儿，能在孕产期保健过程中实施简便、无创、便于开展的 HCV 血清学检测，显示了助产机构在孕产妇和新生儿 HCV 筛查项目中的优势。在助产机构开展 HCV 检测，可以利用低成本的方法高效地发现孕产妇中的 HCV 感染者，并在分娩前和分娩过程中及时给予干预措施，降低垂直传播的风险。同时，也能对新生儿的血清学特征进行检测，一旦发现感染就在极早期实施抗病毒和转归治疗，及时将 HCV 感染的危害降到最低，最大限度地减少新生儿缺陷，从而达到提高人口素质的目的。

二、助产机构开展丙肝检测的现状

相对于在孕产保健中开展孕产妇乙肝、产科出血、遗传代谢病等疾病的研究，国内外在助产机构开展丙肝检测的相关资料较少。在国际上，目前只有少数几个国家建议在怀孕期间进行普遍筛查，部分国家和地区建议重点筛查出慢性感染的孕妇，将感染 HCV 的母亲所生儿童纳入重点筛查对象。部分国家只对符合一个或多个"高危"标准的孕产妇，或者当地 HCV 感染率超过 0.1% 时，建议其进行 HCV 产前筛查。

目前我国针对孕产妇开展院内丙肝抗体检测率较高，但 HCV RNA 检测相对缺乏，转诊机制不完善，缺乏专门开展健康教育的工作人员，核酸检测比例较低，核酸检测阳性后转介和治疗比例较低。基层助产单位对于抗 -HCV 检测的普及和后续治疗转诊工作仍不明确。

现阶段，临床上进行丙肝检测主要的方法是血清学检测（抗 -HCV）和核酸检测（HCV RNA）。由于抗 -HCV（IgG 抗体）分子较小，感染 HCV 的孕妇血液 IgG 抗体可通过胎盘屏障进入羊水和脐带血，此时以新生儿的抗 -HCV 作为感染指标会造成误诊。而 HCV RNA 检测比较复杂，成本较高，基层医院开展较困难。目前在大部分助产机构，使用抗 -HCV 检测的方式对孕产妇进行筛查。

三、助产机构开展丙肝检测的对象和策略

（一）检测对象

1. 在助产机构进行孕产期保健、知情同意的孕产妇。
2. 抗 -HCV 阳性孕产妇所生儿童（简称"暴露儿童"）。

（二）人群特点

孕产妇处于特殊的生理时期，心理和生理上都会出现明显的变化，内分泌系统、消化系统功能以及肾脏的泌尿功能都会出现不同程度的改变，因此要求孕产期的筛查或检测方

法具有便捷、准确、及时等特点。

暴露儿童出生后免疫系统发育不全，极易在分娩时通过血液、羊水或产道恶露等感染 HCV，属于高暴露风险人群。这一时期暴露儿童体内可以检测到从母体被动获得的抗 -HCV，从母体被动获得的抗 -HCV 在 6 个月左右自动消失，但是感染后基因组的复制能够很早出现，因此暴露儿童早期检测 HCV RNA 才能作为诊断依据。

（三）检测策略

在我国，部分地区和机构根据原国家卫生和计划生育委员会发布的《丙型病毒性肝炎筛查及管理》（WS/T 453—2014）和中华医学会肝病学分会等修订的《丙型肝炎防治指南（2019 版）》的规定开展了助产机构的丙肝筛查工作。对于孕产妇，助产机构在其知情同意的前提下将 HCV 检测纳入健康检查范围，多部门分工合作，专人专项管理，建议入院时应普遍检测抗 -HCV。

对于暴露儿童，助产机构在其出生后与监护人沟通获得知情同意后，建议暴露儿童满 12 月龄时检测抗 -HCV。初筛和复检试验结果报告为阴性者，则排除感染的可能，否则进行核酸检测（HCV RNA）和免疫印迹试验，此时报告为阴性则排除感染可能，若报告为阳性则认为感染 HCV，若报告为可疑则须随访至 18 月龄时加做一次抗 -HCV 检测和 HCV RNA 的定量检测，通过专家评估得出诊断结论。

助产机构在检测丙肝时，要明确重点人群及管理措施，落实基层助产机构运用经济高效的检测手段进行孕产妇的 HCV 筛查，同时建立清晰的转诊与治疗程序，确保筛查后处理切实有效。另外，还应大力宣传孕产妇 HCV 筛查的重要性与必要性，鼓励孕产妇主动接受筛检，提高对 HCV 垂直传播的知晓率。这些策略和措施有助于了解我国孕产妇人群的 HCV 感染水平，为探索预防丙肝垂直传播的方法提供证据与思路。

（四）助产机构开展丙肝检测流程图

孕产妇进行抗 -HCV 检测，报告阳性者进行 HCV RNA 检测。若报告仍为阳性则认为感染 HCV；报告阴性者在 4 周后重复检测 HCV RNA，此时报告阳性则认为感染 HCV，报告阴性则认为已痊愈。同时，将信息录入院内信息系统并继续进行常规孕产期保健。具体流程详见图 2-4。对于暴露儿童，具体检测流程详见图 2-5。

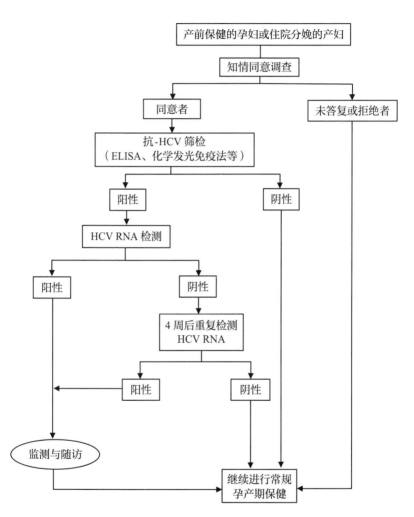

图 2-4 助产机构对孕产妇开展丙肝检测流程图

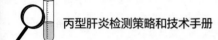

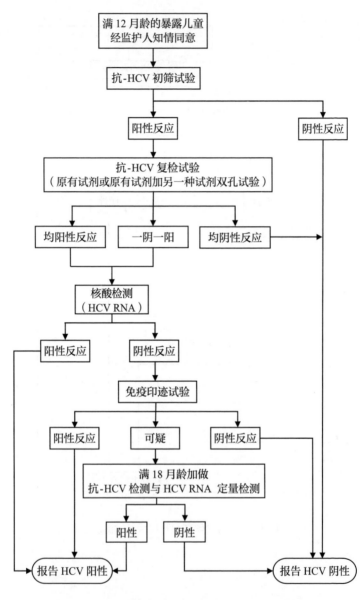

图 2-5　助产机构对暴露儿童开展丙肝检测流程图

第四节 健康体检机构丙肝检测对象及策略

一、健康体检机构开展丙肝检测的意义

健康体检指通过医学手段和方法对受检者进行身体检查，主要是以健康为中心，在身体尚未出现明显疾病时，对身体进行全面的检查，了解受检者身体健康状况，筛查身体疾病，以便早期发现疾病线索和健康隐患，及时采取治疗措施，阻止疾病的发生和发展。随着人民生活水平的不断提高，人们的保健意识不断增强，健康体检越来越受到社会和大众的普遍关注与重视。定期进行全面的身体检查，对自己的健康状况有个全面的了解，做到"未雨绸缪""防患于未然"，这种关注自己健康状况的行为也越来越被大家所接受。把丙肝等起病隐匿的疾病纳入普通人群的常规健康体检项目中，对早期发现、早期诊断、早期治疗以及减少后期带来的疾病不良影响和负担，具有非常重要的意义。

根据《健康体检管理暂行规定》要求，本节所描述的健康体检机构是指通过当地卫生健康行政部门的审核和评估，具备开展健康体检条件的医疗机构，包括综合医疗机构的体检中心（门诊）、专门的公立体检中心以及民营体检机构等。

二、健康体检机构开展丙肝检测的现状

目前我国健康体检机构针对健康体检人群的丙肝检测工作并未全面铺开，其中单位体检往往由于对丙肝的了解不足

或经费问题等未在职工体检套餐中加入丙肝检测项目，部分医疗机构会在深入体检套餐、消化道体检以及医护人员体检中进行丙肝检测，其他常规体检套餐中一般不含丙肝检测项目，个人体检也主要是依据体检对象的自我健康意识、体检需求和对丙肝的认知来决定是否进行丙肝检测。

三、健康体检机构开展丙肝检测的对象和策略

（一）检测对象

到健康体检机构进行常规健康体检的人群，主要包括企事业单位、行政部门等组织的职工体检以及个人健康体检。

（二）人群特点

该类人群主要为健康或亚健康人群。无论是单位组织体检，还是个人体检，都属于主动就诊。有调查显示，体检人群体检后心理需求中希望及时拿到体检报告的比例高达100%，希望有相关专家介绍体检套餐的比例达81.9%，希望专家对体检报告做深度解读的比例达到90%，说明此类人群很关心自己的健康状况，且对医生的建议非常信任。但该人群在院时间短，且忙于各诊室的检查，接受健康宣教的时间有限，检查时通常比较关注自己身体的异常指标变化情况，而对无症状或症状不明显，且暂不影响工作和生活的疾病，关注程度相对较低。

（三）检测策略

1. 动员检测 当有体检需求的单位（机构）与体检机构联系时，体检机构可结合其需求向其推荐体检套餐，同时动员体检单位（机构）负责人在职工体检套餐项目中加入丙肝等传染病检测项目，提高其对丙肝等传染病的认知程度，使其充分了解丙肝等传染病检测的必要性和重要意义。具体实施的步骤为：首先将丙肝抗体检测项目纳入常规体检项目服务包中，在体检对象领取体检表格时，由其自主选择是否接受丙肝检测项目，如其拒绝该项检测，即勾选拒绝检测的选项，并签字确认，如其未勾选拒绝检测及签字，即视为其同意该项检测，可为其提供丙肝抗体检测服务。

当有健康需求的个人到体检机构时，体检机构可设计一些方便实用的健康宣教处方，如定期体检的重要性、丙肝检测的意义、体检过程中需要注意的问题、影响肝功能检查结果的因素、体检中常见疾病的解释及保健、常见临床检验指标的解读和亚健康的预防等。在等候登记时发给体检对象，同样也可将健康宣教处方给予联系体检的单位（机构）负责人。当有体检需求的个人在进行信息登记时，可由接诊人员再次进行口头动员，重点强调丙肝检测的重要性和意义，如同意，即可为其提供丙肝检测服务。

2. 告知转介 对于接受丙肝检测的体检人员，首先提供丙肝抗体检测，若检测结果为阳性，由接受过培训的体检机构专人单独联系检测对象，告知其抗体检测阳性结果的意义、核酸检测的必要性、治疗转介等咨询服务。如体检机构条件允许，可动员其进行核酸检测，以确认是否为丙肝现症感染，或者可转介其至当地丙肝定点治疗机构，进一步接受相关检测和诊治，做到早诊断和早治疗。

（四）健康体检机构开展丙肝检测流程图

为更好地向体检者提供丙肝检测服务，体检机构临床医生可通过知情不拒绝等方式为体检人员进行丙肝检测，检测流程见图 2-6。

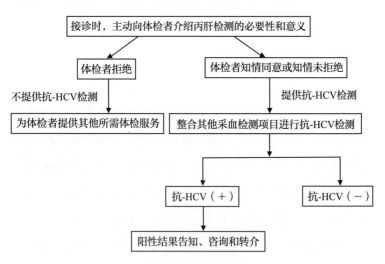

图 2-6 健康体检机构开展丙肝检测流程图

艾滋病自愿咨询检测机构丙肝检测
对象及策略

一、艾滋病自愿咨询检测机构开展丙肝检测的意义

目前，中国已经建成了覆盖全国的艾滋病自愿咨询检测（voluntary counseling and testing，VCT）系统，每个县至少有一家艾滋病自愿咨询检测机构（简称"VCT 机构"），有一支经过培训的咨询员队伍，且检测相关信息可通过全国艾滋病综合防治信息系统进行上报和收集。丙肝与艾滋病有相同的传播途径，伴有性传播疾病者，特别是 HIV 感染者和艾滋病患者，感染 HCV 的风险更高。在 VCT 机构开展丙肝检测，既可最大限度利用现有 VCT 体系的软件、硬件资源，又可在为求询者提供丙肝检测服务的同时，提供丙肝相关知识和预防技能等咨询服务，开展行为干预、诊断和抗病毒治疗等转介服务，促进 HCV 感染者的早发现、早诊断、早治疗。

二、艾滋病自愿咨询检测机构开展丙肝检测的现状

2020 年，我国的中央转移支付艾滋病防治项目在每个 VCT 机构增加了丙肝检测经费，多个省份陆续启动了在 VCT 机构为求询者同时提供艾滋病、梅毒和丙肝检测服务。为此，在 VCT 机构全面提供丙肝检测需要做好以下工作。

1. **咨询员的培训**　在每年艾滋病自愿咨询检测系统咨询员培训内容中增加丙肝基本知识、实验室检测知识和转介服

务知识等丙肝防治知识，以及全国艾滋病综合防治信息系统中丙肝咨询检测信息数据的上报和利用。经培训合格后提供的咨询可以为求询者提供适合本人需要的信息，帮助其认识自己所面临的问题，评估感染疾病的风险，从而作出适合自己情况的选择和决定。咨询不仅可以为求询者提供社会、心理、情感支持与帮助，还可以鼓励其改变危险行为，发挥预防疾病进一步传播的作用。

2. 必要的实验室检测技术培训　在提供抗 -HCV 检测服务的 VCT 机构，须对工作人员开展丙肝检测技术培训。

3. 丙肝相关宣传教育材料的准备　可独立印制丙肝相关宣传教育材料，也可整合艾滋病各项宣传服务内容印制宣传教育材料。

4. 开展在 VCT 机构提供丙肝检测的宣传工作　充分利用各种方式，如利用大众媒体或印制宣传材料向全社会宣传丙肝检测咨询服务及服务机构信息；也可利用多部门、社会组织等力量，对性工作者、静脉吸毒者和男性同性性行为者等高风险人群，通过外展服务组织、志愿者小组、同伴教育员宣传等形式，发放丙肝咨询检测卡和宣传手册，提高此类人群主动检测的意识。特别是在丙肝流行较严重的地区、高风险人群集中的地区。

三、艾滋病自愿咨询检测机构开展丙肝检测的对象和策略

（一）检测对象

丙肝与艾滋病有相同的传播途径，前来 VCT 机构寻求咨询检测服务的人员（即求询者）往往也是感染丙肝的高风险人群和重点人群，有较高的进行丙肝检测意愿。特别是有静脉药瘾史者，有职业或其他原因（文身、针灸等）所致的针刺伤史者，有高危性行为（如多个性伴，男性同性性行为）史者，有医源性暴露（包括手术、血液透析、不洁口腔诊疗操作、器官或组织移植）史者，HCV 感染者配偶、性伴及家庭成员，HIV 感染者的配偶及其性伴，HCV 感染母亲所生的子女，破损皮肤和黏膜被 HCV 感染者血液污染者，有输血或使用血液制品史者，既往有偿供浆者等。

（二）人群特点

前来 VCT 机构寻求服务的人员，绝大多数有明确的艾滋病高风险暴露或高危行为史。其中，有静脉药瘾史者，一般对自己健康的关注程度较一般人群低，加之吸毒是非法行为，该人群在没有出现艾滋病症状前，很少主动寻求检测服务。有多性伴、男性同性性行为等高危性行为史者，对丙肝知识的了解不尽相同，对丙肝咨询检测服务的利用有限。有文身、针灸等针刺伤史者，有手术、血液透析、不洁口腔诊疗操作、器官或组织移植等医源性暴露史者，有破损皮肤和黏膜被 HCV 感染

者血液污染者，有输血或应用血液制品史者，以及既往有偿供浆者，这些人群均存在经血液途径感染丙肝的可能性，但同样对丙肝知识了解的程度不一，常忽视丙肝检测。HCV 感染者的配偶、性伴及家庭成员，HCV 感染母亲所生的子女，可能由于不了解丙肝可经性途径传播给性伴、经母婴途径传播给孩子而忽视丙肝检测，HCV 感染者一经检测确诊，应及早动员配偶、性伴及所生子女进行丙肝筛查。HIV 感染者和艾滋病患者及其配偶、性伴艾滋病咨询检测意识较强，但需要提醒其一并尽快进行丙肝检测，确定其丙肝感染状态。

（三）检测策略

在 VCT 机构开展丙肝筛查，应按照"知情同意"和"应检尽检"的原则，为前来寻求咨询检测服务的人员（即求询者）提供检测前咨询、丙肝抗体快速检测、检测后咨询和必要的转介服务。对于感染丙肝的高风险人群和重点人群，应动员其接受丙肝检测。

1. **检测前咨询**　通过检测前咨询，了解求询者的基本情况，并评估其检测原因、感染 HCV 危险性、丙肝知识等。在咨询基础上，按照"知情同意"和"应检尽检"原则，确定下一步提供的服务。如果求询者不接受检测，可提供一些预防信息，根据需要提供转介信息。如果求询者接受检测，为其安排具体检测，并告知相关信息，内容包括：

（1）说明检测咨询流程，告知检测的是血液中的抗-HCV。

（2）告知取检测结果的时间和地点。

（3）告知检测结果的意义，抗 -HCV 阳性者不一定是现症感染，须进一步检测 HCV RNA 以确认是否为现症感染、是否需要治疗等。

（4）告知怀疑 HCV 急性感染时，即使抗 -HCV 阴性，也需要检测 HCV RNA。

（5）告知无论检测结果是阳性还是阴性，都需要改变行为，只有改变行为才能继续保持自身不受 HCV 感染或保护他人免受 HCV 感染。与求询者探讨降低危险因素的方法，促使其危险行为的改变。

（6）解释检测机构如何实施保密措施。

（7）分析检测以及检测结果可能给受检者带来的影响。

2. **丙肝检测** 抗 -HCV 检测可采取酶联免疫吸附试验、化学发光法试验或者胶体金法快速试验等。为了保证求询者在接受检测后能够尽快获得检测后咨询，提倡各 VCT 机构采取快速诊断检测（rapid diagnostic test，RDT）方法提供抗 -HCV 检测。有条件的 VCT 机构可对筛查出来的抗体阳性者进行 HCV RNA 检测。尚不具备条件的机构，可将求询者转介到有能力的机构进行检测。

鼓励在 VCT 机构同时提供艾滋病、梅毒和丙肝抗体快速检测服务，提高检测发现率。

3. **检测后咨询** 咨询员首先需要自我介绍，解释自己的职责，尽量在告知检测结果之前与求询者建立起良好的关系。抗 -HCV 结果告知应注意核实求询者档案里的所有结果，确保提供的结果完整和正确；确保求询者对结果有足够的认识和得到适宜的支持；保障求询者的隐私权。

（1）抗-HCV检测阴性结果的咨询。应进一步与求询者核实流行病学信息。对抗-HCV结果阴性者，告知其没有感染HCV，但需要做出行为改变以确保今后不被感染，并帮助求询者制订改变个人危险行为的计划，以及行为改变可得到的支持。如果存在急性感染期可能，或者是血液透析、免疫功能缺陷或合并HIV感染者，可出现抗-HCV假阴性，建议进一步做HCV RNA检测。

（2）抗-HCV检测阳性结果的咨询。应明确告知其检测结果，确保求询者已经理解检测结果的含义，尽可能提供情感支持和帮助求询者掌握应对方法，使其从认知和情感上都接受结果。具体可包括：

1）对抗-HCV检测阳性者，再次解释抗-HCV阳性不一定是现症感染，应进一步检测HCV RNA以确证是否为现症感染，以及是否需要治疗。对核酸检测阳性者，告知并尽快转介其到定点医疗机构进行进一步检查和开展丙肝治疗。

2）提供有关丙肝传播、预防的基本信息，包括不应与他人共用可能受血液污染的器具如针头、注射器、剃须刀、牙刷。静脉药瘾者不应与他人共用注射针头、注射器、消毒用品等，注意做到每次一人一针一管。指导静脉药瘾者参加清洁针具交换项目或到戒毒药物维持治疗门诊及社区康复中心接受治疗，对其进行心理咨询和安全教育，劝其戒毒。发生皮肤外伤应注意保护，防止伤口被污染和污染他人。发生性行为时应正确全程使用安全套。接受有创医疗操作时应向相关人员说明自己的丙肝状态。HCV 感染者不应献血，不应捐献组织、器官、精液。对 HCV RNA 检测阳性的妇女，还应讨论如何避孕，在治愈后再考虑怀孕。如已怀孕，可以考虑继续妊娠，分娩并停止哺乳后再进行丙肝的抗病毒治疗。

3）告知国家和当地相关医保政策，以及可获得的支持服务。

4）告知求询者其享有的权利、义务和承担的责任，包括避免将病毒传播给他人。

5）与求询者讨论将结果告知配偶或性伴，并建议他们前来检测咨询。

6）提供心理支持，减轻求询者心理压力。

7）帮助求询者制订改变个人危险行为的计划。

4. 转介服务　转介服务能够提供求询者需要的关怀和帮助。卫生行政部门应建立定点医疗机构、非定点医疗机构（含基层医疗卫生机构）和疾控机构协同参与的转诊工作机制和归口管理流程。咨询员应熟悉掌握本机构和其他机构转介服务的信息，如联系电话、联系人、服务时间和单位地址等，并对这些信息及时予以更新。转介的内容包括：

（1）对需要进一步检测者，就近转介至可开展核酸检测的机构开展 HCV 核酸检测，并由检测机构针对结果对求询者做告知和进一步提供转介治疗等服务。

（2）对核酸检测阳性者，立即就近转介至定点医疗机构接受进一步体检和规范治疗。

（3）对抗 -HCV 检测阳性的注射吸毒者，应就近转介到戒毒药物维持治疗门诊或针具交换点等接受美沙酮维持治疗或针具交换服务。

（4）根据需要为抗 -HCV 检测阳性者获得社会支持和关怀提供相关信息。

5. **咨询检测信息登记、上报** 求询者离开后，咨询员要填写、整理、录入艾滋病综合防治信息系统"检测咨询个案登记表"，由本单位或报当地疾控部门进行网络上报。

（四）艾滋病自愿咨询检测机构开展丙肝检测流程图

在 VCT 机构，按照以下流程（图 2-7）为求询者提供咨询检测服务。

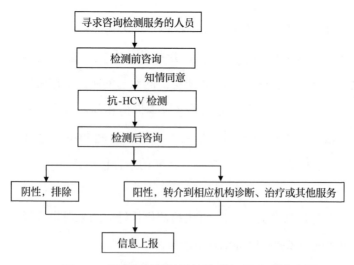

图 2-7　艾滋病自愿咨询检测机构开展丙肝检测流程图

<table>
<tr><td>第六节</td><td>戒毒药物维持治疗门诊丙肝检测对
象及策略</td></tr>
</table>

一、戒毒药物维持治疗门诊开展丙肝检测的意义

戒毒药物维持治疗（简称"维持治疗"）是指在符合条件的医疗机构，选用适宜的药品对阿片类物质成瘾者进行长期维持治疗，以减轻他们对阿片类物质的依赖，促进其身心康复的戒毒医疗活动。当前我国使用的药品为盐酸美沙酮口服液，因此戒毒药物维持治疗又被称为"美沙酮维持治疗"。自2004年我国在阿片类物质成瘾人群中开展维持治疗以来，维持治疗在降低因共用注射器吸毒导致的艾滋病、丙肝等血源性疾病传播，减少毒品滥用，减少与吸毒有关的违法犯罪行为，改善和恢复阿片类物质成瘾者的家庭和社会功能等方面都发挥了显著作用。

由于丙肝与艾滋病的传播途径基本一致，而相同的传播条件下，HCV 的传播力要远大于 HIV。同时由于 HCV 感染人群基数远大于 HIV 感染人群，所以吸毒者通过共用注射器等方式感染丙肝的风险也远高于艾滋病。研究表明，吸毒者因长期使用毒品，可以产生严重的肝脏损伤，而罹患丙肝后，将进一步加重肝脏的损伤程度，严重危害其身体健康。因此，为及时了解受治者的健康状况，以便及时提供相关服务，同时客观评估受治者有无疾病相关高风险行为，评价维持治疗工作的效果，指导医生合理用药，需要对所有维持治

疗患者进行定期 HCV 血清学检测。

二、戒毒药物维持治疗门诊开展丙肝检测的现状

截至 2020 年底，全国 30 个省（自治区、直辖市）共开设维持治疗门诊 791 个，在治服药人员 9 万余人，其中抗 -HCV 阳性率为 63.5%。在维持治疗门诊，所有的入组服药人员均须进行抗 -HCV 检测，以了解其基线 HCV 感染状况。入组服药人员中既往抗 -HCV 检测阴性者每年均须检测一次抗 -HCV。2020 年全国在治服药人员抗 -HCV 检测比例为 78.7%。进一步加强门诊维持治疗服务工作的规范性，提高抗 -HCV 检测率是当前亟须解决的问题。

三、戒毒药物维持治疗门诊开展丙肝检测的对象和策略

（一）检测对象

在维持治疗门诊中，丙肝检测的对象是既往抗 -HCV 检测阴性的服药人员及新入组服药人员。

（二）人群特点

参加维持治疗的服药人员均为阿片类物质成瘾者。多年来的科学研究和临床治疗实践均证明，阿片类物质成瘾是一种慢性、复发性的脑病，临床表现为强迫性的、不可控制的、不计后果的觅药和用药行为，并伴有明显的个人职业功

能、家庭功能和社会功能的损害以及法律等诸多方面的问题。阿片类物质成瘾者的行为与一般人群相比，存在着明显的差别。成瘾者的生活是紧紧围绕着获取毒资和吸毒而展开的，成瘾者缺乏一般人群正常的生活规律习惯，通常为了获取毒资而不择手段。

参加维持治疗后，大部分成瘾者能够在多数情况下按时服用药品，其个人职业、家庭、社会等各方面的功能均能够有所恢复。但维持治疗是一个长期的过程，持续时间短则 1~2 年，长则数年乃至终身。吸毒人员的上述不良行为特征不可能在短期就完全改正，在长期的维持治疗过程中，多数服药人员都会或多或少地存在放松对自己的约束，发生偷吸毒品的情况，如不能及时纠正，很容易再次回归到治疗前的状态。为此，应严格维持治疗服务的管理，规范服药人员的行为，定期进行尿吗啡检测以监测其毒品偷吸情况，定期抽血化验以监测其疾病感染状况（包括抗-HCV 检测），进而采取相应的干预措施。

（三）检测策略

新入组服药人员"逢入必检"。包括 HIV 和 HCV。对于已入组参加药物维持治疗人员，每年均须通过门诊信息管理系统查询所有在治人员前一年的抗-HCV 检测结果。如为阴性，则需要每年开展一次抗-HCV 检测；如为阳性，则按照服药人员的需求给予咨询或转介 HCV RNA 检测及治疗服务。

（四）戒毒药物维持治疗门诊开展丙肝检测流程图

戒毒药物维持治疗门诊开展丙肝检测流程见图 2-8。

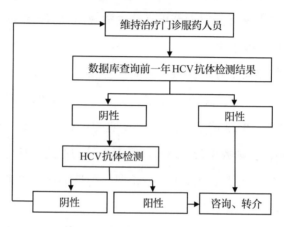

图 2-8　戒毒药物维持治疗门诊开展丙肝检测流程图

第七节　监管场所丙肝检测对象及策略

一、监管场所开展丙肝检测的意义

由于监管场所（包括监狱、看守所、拘留所、强制隔离戒毒所）中一定比例的被监管人员具有静脉注射吸毒史、不安全性行为史等，是丙肝感染的高风险人群，因此，在监管场所开展丙肝筛查具有重要的意义，也是发现丙肝患者的重要途径之一。

二、监管场所开展丙肝检测的现状

为实现 WHO 2030 年消除病毒性肝炎公共卫生危害目标，我国下发了《消除丙型肝炎公共卫生危害行动工作方案（2021—2030 年）》，要求"公安、司法行政机关做好监管场所被监管人员中艾滋病病毒感染者和易感染艾滋病病毒高风险人群的丙肝抗体检测工作"。但目前监管场所的丙肝筛查主要是结合艾滋病哨点监测工作，针对部分被监管人员开展了丙肝抗体检测，并未对被监管人员进行全员检测。由于监管场所卫生人员相对短缺、医疗服务能力相对较弱，大部分监管场所不具备 HCV 实验室检测能力，场所内仅开展血液标本采集工作，然后送至当地疾病预防控制机构进行实验室检测。少数监管场所内卫生人员会对丙肝患者提供治疗服务，但多数仅开展对症治疗，如保肝治疗等，未开展丙肝抗病毒治疗。

三、监管场所开展丙肝检测的对象和策略

（一）检测对象

监管场所内开展丙肝检测的对象为监管期限在 3 个月以上的被监管人员或感染丙肝高风险人群。

（二）人群特点

监管场所人员复杂，有的因触犯行政法规被拘留，关押时间较短；有的是触犯了刑事法规的犯罪嫌疑人，关押时间

较长；有的是在诉讼程序中的犯罪嫌疑人，关押的时间不确定；有的是被抓获的吸毒贩毒人员等。监管场所内人员与外界的信息隔绝，该人群由于身份的转变都承受着巨大的心理压力，身体健康状况也不佳，其中吸毒人员丙肝感染率较高，尤其是静脉注射吸毒者，作为社会的一个特殊群体，文化程度均普遍较低，丙肝的相关防治知识比较欠缺。根据相关调查问卷显示，羁押人员丙肝防治知识知晓率较低，自我防范意识差，是造成丙肝传播的重要原因。

（三）检测策略

1. 检测时限 监管场所可根据被监管人员的数量、规模和羁押时间确定检测时间，原则上入监管场所时结合相关体检检测一次抗 -HCV，对监管期限在 3 个月以上的人员全部进行丙肝抗体检测。

2. 动员检测 对于符合检测时限的被监管人员，由监管场所内卫生人员进行动员检测，也可由监管场所内发展的同伴教育骨干进行动员检测。

3. 检测方式 具备检测条件和能力的监管场所可由监管场所内卫生人员承担采血及检测工作，暂不具备丙肝检测条件和能力的监管场所，可由属地县（市、区）疾病预防控制机构协助开展检测或采血后委托第三方检测机构进行检测，包括丙肝抗体检测阳性者对其进行核酸检测。

4. 结果告知 应由监管场所指定接受过培训的专人负责丙肝检测阳性结果的告知和咨询工作。原则上告知应采取一对一的方式在单独的房间内进行，提供咨询、心理疏导和宣传教育服务，并填写告知书。具备治疗条件的，可在监管场所内开展丙肝规范治疗；如不具备治疗条件，在监管场所内完成告知和咨询工作后，在被监管人员出监管场所前30个工作日内，填写转介通知单将其转介到监管场所属地的县（市、区）丙肝定点治疗机构，同时通知属地疾病预防控制机构，提供相关咨询服务信息。如果丙肝患者出监管场所后的居住地不在监管场所属地的县（市、区），应在其出监管场所前了解其出监管场所后去向（原户籍地或居住地），在其出监管场所前30个工作日内告知监管场所属地的县（市、区）疾病预防控制机构，由后者将其转介至原户籍地或居住地的定点治疗机构，以完成治疗和随访管理工作。此外，对于医院反馈一直未成功转介到位者，当地疾病预防控制机构应通知监管场所及时追踪了解其未到位原因和困难，促进其成功转介到位接受治疗。

（四）监管场所开展丙肝检测流程图

为做好监管场所入监管场所人员丙肝检测工作，各地监管场所可结合自身检测能力，借助第三方检测资源，联合开展监管场所人员丙肝检测工作，检测流程见图2-9。

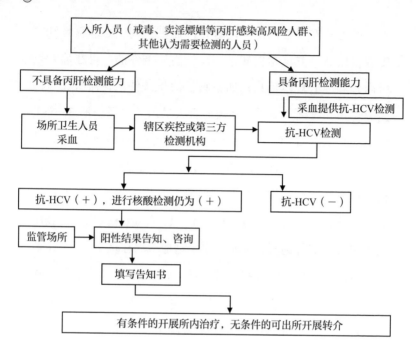

图 2-9　监管场所开展丙肝检测流程图

第八节　外展服务组织开展丙肝检测的对象和策略

一、外展服务组织开展丙肝检测的意义

外展服务是指专业人员在一定时间内，利用特定地点和场所，使用适宜的方法和技巧，向目标人群提供相关信息的过程。外展服务的目的是使目标人群了解相关疾病的危害、传播途径及预防知识，鼓励其采用安全或降低危险的行为方式，并指导其采取正确的求医行为，从而使易感染人群预防

相关疾病的感染，使感染者得到方便、有效的诊断和治疗，降低疾病的发病率和死亡率。

外展服务是由外展服务组织（如开展丙肝防治的社会组织、慈善机构和志愿者等的相关人员）主动为高风险或重点人群开展的有针对性的服务，外展服务的特点是对高风险或重点人群的可及性高，提供的信息权威、准确和可操作性强，目标人群对信息的接受度高。所以在传染病防治中，外展服务是重要的干预手段。丙肝是一种隐匿性强的传染性疾病，在高风险人群如静脉注射吸毒人群及其他重点人群感染率较高，社会组织、慈善机构和志愿者等通过外展服务可以接触到这些不易接触的人群，在他们中间开展丙肝防治知识的宣传教育、丙肝感染者的转介医疗服务等，可以遏制丙肝在这些人群中的快速传播，降低丙肝的感染率，同时也可以通过外展服务，动员感染者尽快去正规医疗机构接受治疗，降低丙肝的死亡率。

二、外展服务组织开展丙肝检测的现状

外展服务一直以来作为性病和艾滋病干预的有效手段被广泛应用，即专业人员走进娱乐场所等特定场所开展预防性病和艾滋病知识宣传、发放安全套和进行简单生殖健康问题的处置等，外展服务措施的实施对遏制我国性病和艾滋病的快速传播起到了非常重要的作用。相对于性病和艾滋病来说，丙肝的外展服务开展得较少。近年来，个别国家开展了丙肝外展服务。英国的一项研究表明，对无家可归人员开展外展服务可提高丙肝检测率，并建议同时采取即时丙肝检测

治疗的策略来提高治疗率。美国的一项研究是建立丙肝检测治疗移动工作站，丙肝确诊患者可在社区工作车内直接获得相关专家的远程指导，该模式适用于社区环境，可使治疗率得到显著提高。我国外展服务组织开展专门丙肝外展服务的较少，基本都是由疾控机构、医疗机构及其他公益性社会组织结合性病和艾滋病的外展服务进行的，尤其是在吸毒人群中开展丙肝外展服务的较多。

三、外展服务组织开展丙肝检测的对象和策略

（一）检测对象

外展服务组织开展丙肝检测的对象为社会组织、慈善机构和志愿者所服务的高风险、重点和一般人群，如社区戒毒（康复）场所、建筑工地、与艾滋病防治有关的社会组织、老年人服务中心等场所人员，有肾透析、手术和有创检查史人员。

（二）人群特点

外展服务组织服务对象复杂多样，既有丙肝感染的高危和重点人群，也有一般人群。丙肝感染的高风险人群尤其是吸毒人群，具有隐匿性强、涉毒犯罪率高、不易接触等特征，对这类人群开展外展服务时应注意目标人群的情绪变化，避免使用过激语言与行动刺激目标人群，同时应保护志愿者或工作人员的财产和人身安全。一些丙肝感染的重点人群，尤其是有肾透析、手术和有创检查史人员，有丙肝感染

风险，但很多人会因为防治知识缺乏而忽略丙肝的检测。

（三）检测策略

外展服务组织主要采取动员检测、动员＋即时检测的策略。

1. 一般人群策略　针对一般人群丙肝检测率低、预防知识知晓率低等特点，可采取有针对性的丙肝预防知识的宣传教育，包括丙肝危害、传播途径、检测及其意义、治疗等知识教育，动员其到相关医疗机构开展丙肝的筛查检测。

2. 高危和重点人群策略　由于这些人群丙肝感染风险较高但预防知晓率不高，所以可先开展丙肝宣传教育，包括丙肝的疾病进程及不同时期的危害、检测及其意义、治疗及预后等知识教育，推动其自觉接受丙肝抗体检测，开展"应检尽检"工作，对筛查出的丙肝抗体阳性者进行检测后咨询并转介到定点医疗机构进行规范的检测治疗。有条件的外展服务组织可对筛查出来的丙肝抗体阳性者推动其进行核酸检测，核酸检测阳性者应立即开展检测后咨询并转介到定点医疗机构进行进一步检测和规范的丙肝抗病毒治疗。对抗体和核酸检测阴性者也应开展检测后咨询，检测后阴性结果咨询的过程相对简单，但要注意提醒被检测者丙肝抗体和核酸窗口期的问题，帮助和促使其危险行为的改变，以避免今后不被感染。

（四）外展服务组织开展丙肝检测流程图（动员＋即时检测）

外展服务组织开展服务时，可以只做丙肝抗体快速检测，检测阳性者及时转介至定点医疗机构做进一步检查（图2-10）；有条件的外展服务组织也可以对抗体检测阳性者进行核酸检测，核酸检测阳性者应尽快转介至定点医疗机构开展丙肝抗病毒治疗（图2-11）。

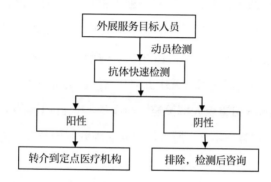

图 2-10　外展服务组织开展丙肝抗体检测流程图

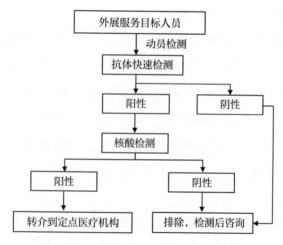

图 2-11　外展服务组织开展丙肝检测流程图

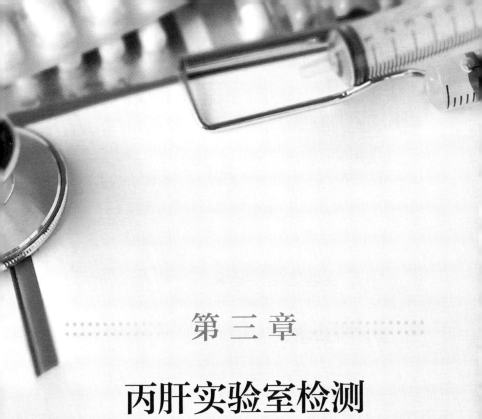

第三章

丙肝实验室检测

实验室检测在丙肝诊断中发挥着不可替代的作用，是诊断丙肝的重要依据。目前在我国疾病预防控制机构、医疗机构、采供血机构、海关出入境检验检疫机构等已经广泛开展HCV 检测。丙肝的常用实验室检测主要包括抗 -HCV 检测、抗原检测、核酸检测以及病毒基因型和耐药检测等。

第一节　实验室相关要求

一、实验室基本要求

（一）人员要求

实验室技术人员需要进行业务培训，经考核合格后，由相关机构颁发培训证书。

（二）仪器设备要求

实验室中使用国家规定需要强制检定（如温度计等）及校准（如移液器、酶标仪、病毒载量仪等）的仪器设备，必须由同级或上级计量认证部门定期检定或校准。

（三）试剂要求

必须使用经国家药品监督管理局注册（用于献血 / 浆者血液筛查试剂按照药品注册）、在有效期内的试剂。必须严格按照试剂说明书中预期用途使用试剂。试剂注册信息可在国家药品监督管理局网站（https://www.nmpa.gov.cn/）查询。

（四）检测过程要求

实验具体操作步骤和结果判定应严格按试剂说明书进行。

（五）质量控制要求

实验室应具有实验室质量保证和质量控制体系，并指定人员负责质量体系的正常运转。

（六）实验室生物安全要求

实验室必须执行《实验室生物安全通用要求》（GB 19489—2008）及国家有关规定。

二、样本的采集、保存和运输

丙肝实验室检测最常用的是血液样本，包括全血、血清和血浆。WHO 还推荐使用干血斑（dried blood spots，DBS）进行抗 -HCV 和 HCV RNA 检测。

（一）样本采集

样本采集应按照临床样本采集标准操作规程和生物安全要求进行，同时满足所选用检测方法和试剂盒说明书的要求（如有些核酸检测试剂明确要求采样时需使用 EDTA 抗凝剂采血管）。血液样本应在 4～6 小时内完成血清或血浆的分离。

（二）样本保存

样本保存条件应参照不同检测方法和试剂盒说明书的要求。用于抗原/抗体检测的血清或血浆样本如果在1周内进行检测，可存放于2~8℃，1周以上应存放于−20℃或以下冻存。用于核酸检测的血清或血浆样本如果在72小时内提取核酸，可存放于2~8℃，72小时以上应存放于−20℃或以下冻存。

（三）样本运输

样本运输应符合生物安全要求，血液样本运送时可参照艾滋病检测样本运送，采用三层容器对样本进行包装，随样本应附有与样本唯一性编码相对应的送检单。送检单应标明受检者姓名、样本种类等信息，并放置在第二层和第三层容器之间。样本当天送达时，可在室温下运送。用于核酸检测的样本采集后建议在4小时内送至实验室。长途运输或气温较高时，须在加冰或干冰条件下运送。

（四）样本接收

收到样本后，核对样本与送检单，检查样本管有无破损和溢漏。如发现溢漏应立即将尚存留的样本移出，进行消毒处理，同时报告实验室负责人和送样人。查看并记录样本的状况，如是否严重溶血、脂血及其程度、是否黄疸、有无微生物污染等，并明确样本状况对相应的检测是否造成影响。如果污染过重或者不符合接收要求，应将样本安全废弃，并立即将样本情况通知送样人，要求重新采集样本。

接收样本时应填写样本接收单，做好相关信息登记，如样本编号、送检单位和送检日期等。

三、实验室室内质量控制

实验室室内质量控制是实验室的工作人员采取一系列的方法，连续地评价本实验室工作及实验结果的可信程度。在实际工作中，质控程序的运行往往是在检验中加入质控品，用它来对照比较检验结果是否符合预期范围。质控品检测应与样本同样对待，即在同样条件下进行试验。试验结束后，用同样的标准检查。实验室必须建立质控计划开展室内质量控制。

实验室应有明确规定：包括分析的质控品、每一质控品测定次数、质控品的放置位置；做出分析性能是否可接受的质控规则；对失控情况执行恰当的处理措施。室内质量控制方式方法有很多种，如 Levey-Jennings（即 X 质控图）质控、标准差指数（standard deviation index，SDI）质控、累积和（cumulative sum，CUSUM）质控、患者结果精密度试验、Grubbs 质控（"即刻法"质控）等等。实验室可根据各自的情况及测定项目的不同选用不同的室内质量控制方法。质控品必须在规定的分析批（run）长度内至少检测一次。为满足不同实验室情况的需要，实验室可额外增加质控品以及放置不同的位置。质控品固定放在患者样本前或后检测可监测漂移；质控品放在患者样本中随机放置检测可监测随机误差。

如果使用快速检测试剂，至少每个包装使用一个已知阴性及阳性质控品检测，结果符合预期方可使用。

实验人员在检测质控品时，如发现质控数据违背了控制规则，应分析原因并做出是否发出与检测质控品相关的那批患者样本检测报告的决定。

四、实验室生物安全

（一）丙肝检测的实验室生物安全级别

HCV 属于《病原微生物实验室生物安全管理条例》中规定的第三类病原微生物，不是高致病性病原微生物。但病毒培养及未经培养的感染性材料的操作应在符合二级生物安全实验室（class 2 biosafety laboratory，BSL-2）要求的实验室中进行。

（二）实验室生物安全保障措施

实验室应建立安全工作制度、安全标准操作程序、生物安全意外事故处理预案和信息安全及保密制度，与丙肝检测相关的所有资料均应严格保密。

（三）培训和管理

实验室应进行全员安全培训并强化"普遍性防护原则"安全意识，所有的血液、未固定的组织和组织液样品，均应视为有潜在的传染性，都应以安全的方式进行操作。所有管理和检测人员都应接受过生物安全培训。医务人员应掌握危险因素的管理方法，对危险因素能够正确地确认、评估、控制；能够分析可能暴露的因素，掌握生物安全防护用品和设施的使用方法。

（四）个人防护

实验室工作人员上岗前必须进行 HCV 等肝炎病毒标志物的检测。每年对工作人员采血检测丙肝抗体，样本应长期保留。实验室应为实验室工作人员提供充足的防护服、一次性乳胶手套、口罩、帽子等个人防护用品，应设置应急冲洗眼睛装置。工作人员应按照医学检测实验室要求，进入实验室开展检测工作，做好个人防护。

（五）实验室安全操作

实验室应按要求妥善保存丙肝抗体阳性样本和试剂。工作完毕应对工作台面消毒，要干燥 20 分钟以上。操作过程中如有样本、检测试剂外溅，应及时消毒。应按照《实验室生物安全通用要求》（GB 19489—2008）和《医疗机构消毒技术规范》（WS/T 367—2012）处置。

五、实验室职业暴露预防和处置

职业暴露指医务人员从事诊疗、护理、检验等工作过程中意外被丙肝患者的血液、体液污染了皮肤或者黏膜，或者被含有 HCV 的血液、体液污染了的针头及其他锐器刺破皮肤，有可能被 HCV 感染的情况。职业暴露也包括其他行业的人员，在工作过程中被丙肝患者的血液或体液污染了皮肤、黏膜或者刺破皮肤等情况。

职业暴露发生后，通常应遵循及时处理、报告、保密以及知情同意四条原则。

（一）意外事故处理

发生丙肝职业暴露后应实行急救。应立即实施以下局部处理措施。

1. **皮肤针刺伤或切割伤** 应立即用肥皂和大量流水冲洗，用 75% 乙醇或其他消毒剂（如碘伏）消毒后包扎伤口。

2. **皮肤污染** 用水和肥皂冲洗污染部位，并用适当的消毒剂浸泡，如 75% 乙醇或其他皮肤消毒剂。

3. **黏膜污染** 用大量流水或生理盐水冲洗污染部位。

4. **衣物污染** 尽快脱掉污染的衣物，进行消毒处理。

5. **污染物泼溅** 小范围污染物泼溅，应立即进行消毒处理和清洗。发生大范围污染物泼溅事故时，应立即通知实验室主管领导和安全负责人到达事故现场，查清情况，确定消毒的程序。溢漏处可用经消毒剂浸泡的吸水物质覆盖，消毒剂作用 10 ~ 15 分钟后，移走吸水性物质，用消毒剂冲洗，用水清洗。

（二）对暴露感染的危险进行检测和评估

1. 发生 HCV 职业暴露后，首先要对暴露源进行抗 -HCV 检测来确定 HCV 感染情况，必要时应检测 HCV RNA。

2. 暴露的医务人员要进行抗 -HCV、ALT 和 HCV RNA

的基线检测，1 周和 2 周后再次检测 HCV RNA，如果均为阴性，基本排除感染。如果 1 周或 2 周后 HCV RNA 阳转，至 6 个月再次检测 HCV RNA，观察是否发生 HCV 自发清除，如不能自发清除，HCV RNA 仍为阳性，尽早启动抗病毒治疗。

3. 由于针刺伤后 HCV 感染的发生率比较低，目前不推荐在针刺损伤后使用药物来预防 HCV 感染。

4. 对于已经评估确定是由 HCV 职业暴露导致 HCV 感染的医务人员，应尽快启动抗病毒及其他相关治疗。

（三）保密

对职业暴露涉及的人员，应做好保密工作。不向无关人员泄露相关信息。

（四）报告

各检测实验室应当建立丙肝职业暴露情况的登记和报告制度。

第二节　实验室检测技术

一、抗 -HCV 检测

（一）检测目的

以诊断为目的的检测是为了确定个体 HCV 感染状况；以

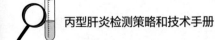

血液筛查为目的的检测是为了防止输血传播 HCV,包括献血者筛查和原料血浆筛查;以流行病监测为目的的检测是为了了解不同人群 HCV 感染率及其变化趋势。

(二)检测方法

抗 -HCV 检测是最常用的 HCV 检测方法。随着检测技术的发展,已有基于免疫层析法的快速检测试验、酶联免疫吸附试验、化学发光 / 免疫荧光试验和免疫印迹试验 / 重组免疫印迹试验等多种检测方法(表 3-1)。近几年国家注册了一类 HCV 抗原抗体联检试剂(包括酶免法及发光法),主要用于 HCV 感染的定性检测(辅助诊断及流行病监测),结果可供临床参考,不能作为临床诊治的唯一依据,该类方法能进一步缩短抗体检测试剂的"窗口期"。WHO 在 2021 年最新提出可以通过基于抗 -HCV 检测的自我检测试剂进行 HCV 检测。

表 3-1　不同抗 -HCV 检测方法的原理和应用

检测方法	样本类型	原理	应用
快速检测试验	血清或血浆(部分试剂可使用全血)	基于免疫层析原理,以硝酸纤维膜为载体,HCV 抗原线状固定在膜上,待检样品沿着固相载体迁移,阳性结果在膜上标记的抗原部位显示出有色条带	操作简便,不需要特殊仪器,一般 30 分钟内即可肉眼判读检测结果,一般用于筛查和复检试验

检测方法	样本类型	原理	应用
酶联免疫吸附试验	血清或血浆	以 HCV 抗原包被固相载体,用辣根过氧化物酶标记的抗人 IgG 与被检样品中的抗 -HCV 反应,以邻苯二胺(OPD)或四甲基联苯胺(TMB)等底物显色后,利用酶标仪读取光密度值(OD 值)进行结果判断	利用仪器分析结果,灵敏度高,一般用于筛查和复检试验
化学发光或免疫荧光试验	血清或血浆	检测小分子抗原采用竞争法,大分子抗原则采用夹心法。HCV 抗原包被于固相载体,加入待检样本和酶或荧光标记的 HCV 抗原,加发光或荧光底物,用发光或荧光仪测定结果	利用仪器分析结果,灵敏度高,一般用于筛查和复检试验
免疫印迹试验/重组免疫印迹试验	血清或血浆	将 HCV 不同编码区抗原成分按照分子量大小依次喷涂在硝酸纤维薄膜条上,并设置了两种不同浓度的人 IgG 对照带和一条 hSOD 对照带,用于内部对照和结果判断。参照试剂盒说明书及相应判定标准,判断待测样品为阳性、阴性或不确定	可检测针对 HCV 不同编码区抗原的抗体,特异性高,一般用于抗体筛查反应性结果的确证试验

（三）结果解释

抗 -HCV 检测试验无反应性,表示未感染 HCV,无须进一步检测,除非怀疑最近被感染或存在其他临床证据提示感染 HCV。抗 -HCV 检测试验有反应性,提示既往感染或现症感染了 HCV,需要进一步做 HCV RNA 检测等。

二、HCV RNA 检测

（一）检测目的

1. HCV RNA 定性检测　以诊断为目的的检测是为了确定个体 HCV 感染状况；在血液筛查领域，HCV RNA 定性检测可使用单份样本或者多份样本集合检测的方法，对献血者血液及单采血浆站的原料血浆进行核酸检测，降低输血残余风险；在高风险人群感染监测或流行病学调查中，HCV RNA 定性检测可用于对抗 -HCV 阴性的高风险人群样本进行集合核酸检测，及时发现窗口期感染。

2. HCV RNA 定量检测　HCV RNA 定量检测适用于 HCV 感染诊断以及作为抗病毒治疗疗效的判断指标，指导抗病毒治疗及疗效判定。用于感染诊断、测定基线水平和疗效观察时，必须结合临床才能对 HCV RNA 定量检测结果进行解释。

3. HCV RNA 床旁检测　HCV RNA 床旁检测（point of care testing，POCT）是近年来出现的一种新的检测方式，可以使用床旁检测设备和试剂直接在照护患者的地点进行，而不需要在实验室中进行。床旁检测可用于丙肝感染的筛查及辅助诊断。

（二）检测方法

HCV RNA 检测包括定性和定量检测。目前已注册试剂采用的检测方法主要有转录介导扩增（transcription-mediated amplification，TMA）、反 转 录 - 聚 合 酶 链 反 应（reverse transcription polymerase chain reaction，RT-PCR）和实时荧光定量聚合酶链反应（real-time fluorescent quantitative polymerase chain reaction，qRT-PCR）等。目前市场上的检测试剂主要基于 qRT-PCR 技术，基因扩增过程中释放的荧光基团的数量与每轮 PCR 扩增子的数量成正比。每次反应都用软件计算 Ct 值，Ct 值与初始的核酸数量成线性关系。每次反应中，同时对一套已知浓度的标准品进行检测来建立标准曲线。

（三）结果解释

HCV RNA 定性检测结果为阳性提示病毒正在复制，作为活动性 HCV 感染的证据，但 HCV RNA 阴性结果不能排除 HCV 感染（须排除窗口期感染），结果必须基于所有相关临床证据和实验室结果进行解释。

HCV RNA 定量检测结果解释见表 3-2。

表 3-2　HCV RNA 定量检测结果解释

序号	检测结果	结果分析	临床意义
1	未检出	没有检测到 HCV RNA，报告结果为"HCV 未检出"	非 HCV 现症感染 * （1）用于 HCV 诊断，无须进一步检测 *； （2）用于病毒载量评估，建议随访

序号	检测结果	结果分析	临床意义
2	小于试剂盒说明书中最低检测限	检测到 HCV RNA,计算出的浓度低于最低检测限。报告结果为"HCV 低于检测限"	**低水平的丙肝病毒血症,表明可能为既往自发性或治疗相关的 HCV 感染的清除** (1) 用于 HCV 诊断,结果必须基于所有相关临床证据和实验室结果进行解释 *; (2) 用于病毒载量评估,建议随访
3	试剂盒说明书中的最低检测限和线性检测下限之间	HCV RNA 检出并可定量,计算出的浓度不在线性范围内,即大于等于最低检测限,且小于检测下限,报告结果为"HCV 浓度"	**低水平的丙肝病毒血症,表明可能为既往自发性或治疗相关的 HCV 感染的清除** * 用于 HCV 诊断和病毒载量评估,为患者提供适当的咨询并转介护理和治疗
4	试剂盒说明书中的线性检测下限和检测上限之间	HCV RNA 检出并可定量,计算出的浓度在线性范围内,即大于等于检测下限,且小于等于检测上限,报告结果为"HCV 浓度"	**HCV 现症感染** 用于 HCV 诊断和病毒载量评估,根据目前国家 HCV 治疗指南,为患者提供适当的咨询并转介护理和治疗
5	大于试剂盒说明书中的线性检测上限	计算出的浓度超过检测上限,稀释后检测,再报告结果为"HCV 浓度"	**HCV 现症感染** 用于 HCV 诊断和病毒载量评估,为患者提供适当的咨询并转介护理和治疗

注:* 如被检测者怀疑在过去 6 个月内接触过 HCV,或有丙肝的临床症状,或对被测样本的处理、储存有顾虑,则须重复进行 HCV RNA 检测。

三、HCV 抗原检测

（一）检测目的

HCV 抗原检测用于抗 -HCV 血清阳转前的早期急性丙肝辅助诊断，尤其有助于抗 -HCV 检测窗口期的感染者、抗 -HCV 检测结果不确定的感染者或 HCV 阳性母亲所生婴儿的辅助诊断；用于免疫受损或先天性免疫缺陷群体，如 HIV 感染者、长期透析的肾病患者、器官移植患者或先天性免疫功能缺陷患者等 HCV 感染者的筛查；用于抗 -HCV 阳性感染者的病毒血症分析；用于 HCV 感染者治疗前后的病毒血症追踪分析等。

（二）检测方法

大部分 HCV 抗原检测试剂检测的是样本中游离核心抗原以及和抗 -HCV 结合的核心抗原，因此在进行检测之前需要加入尿素、盐酸及去垢剂等，以解离样本中的核心抗原 - 核心抗体免疫复合物。其他操作程序与一般的抗 -HCV 酶联免疫吸附试验或化学发光试验操作基本相同。将 HCV 抗原的标准物质稀释成不同浓度的系列标准，还可进行 HCV 抗原的定量检测。

（三）结果解释

由于目前抗原检测试剂的灵敏度相对较低，因此阴性的结果并不能排除 HCV 现症感染的可能。HCV 抗原阳性仅作为 HCV 感染的辅助诊断依据，不能据此确诊，建议加做抗原中和确证试验。特别是对处于"灰区"的阳性结果，需要结合临床表现及 HCV RNA、抗 -HCV 等检测结果来解释。监测病程进展或抗病毒治疗效果应进行 HCV 抗原的定量检测。

四、HCV 基因组序列分析

（一）检测目的

HCV 基因组序列分析可用于两个方面：HCV 基因分型和耐药性检测。基因分型常用于流行病学研究，预测临床治疗的效果和决定最佳的治疗期限。病毒基因型及病毒载量值是指导临床治疗的关键病毒学因素。为决定用药的剂量、疗程以及估计应答情况，HCV 感染者在接受治疗前应进行 HCV 分型检测。通过基因组序列分析也可以发现氨基酸替换，有些氨基酸替换与病毒的耐药性有关。

（二）检测方法

1. **二代测序** HCV 以准种的形式存在，病毒基因组的准种分布提示，在任意一个时间节点，一个患者体内存在许多不同基因组序列的病毒。"集合"测序技术能够识别病毒准种中的共同序列，而大多数小众序列不被检测。这种方法无法确定同一病毒突变体中存在的碱基替换，也不能识别不同突变体中的碱基替换。一种替代的方法是，先将 PCR 产物进行复制，再将多个复制产物进行测序。该方法能够识别出病毒种群中的中间体，也能够确定不同碱基替代之间的联系。

二代测序的主要优势是相比于桑格测序（第一代测序技术），能够提高测序的"深度"，这就能够保证占比较小的准种的序列能够被检测出来。对于占比很小的突变，很难判定是突变造成的序列改变还是测序反应造成的错误。因此，二代测序的特异性有待提高，并且需要有生物信息学工具从病毒感染的背景去分析序列。

2. 反向杂交　临床上常用的是测序技术的替代方法，这些技术需要事先对待测目标模板和突变有一定的了解。目前应用最广泛的方法是基于 PCR 扩增子反向杂交。在这些方法中，首先对目的区段进行 PCR 扩增，然后通过固相固定的寡核苷酸探针进行严格的杂交，探针能够和多种序列互补杂交。然后通过比色反应进行检测。

（三）结果应用

针对我国丙肝流行的特点，目前有多种国产 HCV 基因分型的试剂都是基于 Taqman 探针实时荧光 PCR 原理设计的多对探针引物，可对大多数流行的 HCV 毒株进行检测。

慢性丙肝治疗已进入直接抗病毒药物的泛基因型时代，经过规范治疗，一般能达到 95% 以上的持续病毒学应答。我国医保报销方案针对基因 1b 型患者及基因非 1b 型患者的报销方案不同，因此通过医疗保险经费进行治疗时，需要检测确定患者的基因型是 1b 型还是非 1b 型。采用泛基因型治疗的患者，需要根据当地基因 3b 型流行率来确定是否检测基因型。对于经过规范治疗未获得持续病毒学应答的患者，需要检测基因型和耐药相关替代突变。

第三节 实验室检测流程

针对不同人群和不同检测目的，综合考虑成本效益，选择不同的检测方法，制订相应的检测流程。

一、WHO 推荐的 HCV 感染诊断的检测流程

在血清学检测中，将检测抗 -HCV 作为初筛试验（如快速诊断试验、ELISA、化学发光法、电化学发光法）。如果抗体阳性，则进行 HCV RNA（定性或定量）或者 HCV 核心抗原（HCV core antigen，HCV cAg）检测作为补充试验。若核酸或核心抗原阳性，表明 HCV 现症感染，反之为非现症 HCV 感染。WHO 推荐 HCV RNA（定性或定量）检测作为 HCV 感染诊断的金标准，定量检测和定性检测具有相同的检测下限（15 IU/ml）。在资源有限的地区，使用 HCV cAg 检测作为核酸检测的替代方法（当病毒载量 > 3 000 IU/ml 时，HCV RNA 与 HCV cAg 之间存在密切相关性，即能检测出 95% 的 HCV 感染）。WHO 推荐的 HCV 感染诊断的检测策略见图 3-1。

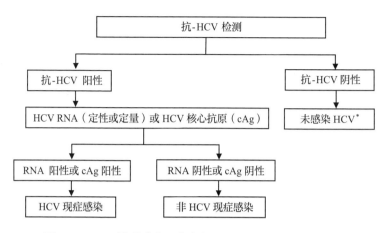

图 3-1　WHO 推荐成人和青少年 HCV 感染诊断的检测流程

注：*如果受检者在近 6 个月内有 HCV 暴露，或出现临床症状和其他指标，可
　　检测 HCV RNA 或随访进行抗 -HCV 检测。

二、我国 HCV 感染诊断的检测流程

　　目前我国《丙型肝炎诊断》（WS 213—2018）中并没有
给出用于 HCV 感染诊断的检测流程。结合 WHO 及美国疾病
预防控制中心推荐的检测流程，我们推荐了国内的 HCV 感染
诊断的检测流程及检测结果判定、报告，包括抗 -HCV 初筛
试验（图 3-2）、复检试验（图 3-2）、HCV RNA（定性、定量）
检测（图 3-3）及检测结果的临床意义及解释（表 3-3）。在
急性感染后，HCV RNA 通常先于抗 -HCV 在血清中检出，对
于有 HCV 暴露史、临床症状和其他指标怀疑是急性感染早期
时，可同时进行抗 -HCV 和 HCV RNA 检测，若抗 -HCV 阴
性而 HCV RNA 阳性，可明确诊断。母亲为 HCV 感染者的婴
儿可以考虑在出生后 1～2 个月检测 HCV RNA。抗 -HCV 检
测应在 18 个月龄或者更晚，其诊断与检测与成人相同。

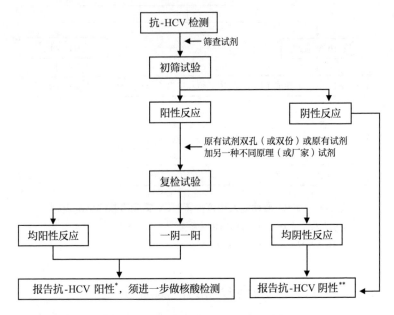

图 3-2　感染诊断抗 -HCV 检测流程

注：* 若怀疑抗体假阳性，可补充免疫印迹试验或追踪医学观察。

　　** 对于在过去 6 个月内可能接触过 HCV 的人，建议进行 HCV RNA 检测或
后续抗 -HCV 检测；对于免疫功能不全的人，考虑进行 HCV RNA 检测。

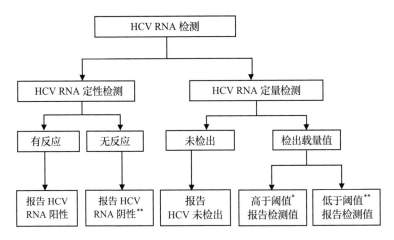

图 3-3　感染诊断 HCV 核酸检测流程

注：* 阈值为试剂盒说明书中给出判定阴性、阳性结果的临界值。可依据试剂盒
说明书报告结果。

** 如果受检者近 6 个月内有 HCV 暴露，或出现临床症状或其他临床生化指
标异常，须重新采样检测 HCV RNA 或追踪医学观察。

表 3-3　抗 -HCV 及 HCV 核酸检测结果的临床意义

抗 -HCV	HCV RNA	报告	临床意义
阳性	阳性	抗 -HCV 阳性 HCV RNA 阳性	HCV 现症感染
阳性	阴性	抗 -HCV 阳性 HCV RNA 阴性	提示既往感染，或治疗后 HCV 清除
阴性	阳性	抗 -HCV 阴性 HCV RNA 阳性	急性 HCV 感染早期，或各 种原因导致的免疫功能低 下的 HCV 感染者
阴性	阴性	抗 -HCV 阴性 HCV RNA 阴性	未感染 HCV

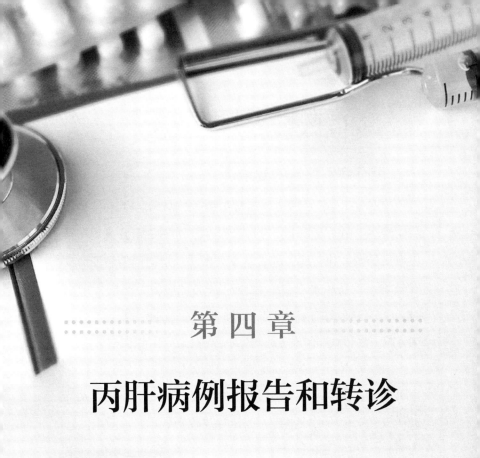

第 四 章

丙肝病例报告和转诊

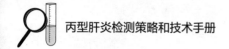

病例报告要求及方法

一、丙肝病例报告的要求

丙肝属于法定报告的乙类传染病。《中华人民共和国传染病防治法》中明确规定，"疾病预防控制机构、医疗机构和采供血机构及其执行职务的人员发现本法规定的传染病疫情或者发现其他传染病暴发、流行以及突发原因不明的传染病时，应当遵循疫情报告属地管理原则，按照国务院规定的或者国务院卫生行政部门规定的内容、程序、方式和时限报告。"

丙肝病例报告遵循属地管理原则，病例报告实行首诊医生负责制，首诊医生及其所在医疗卫生机构为责任报告人及责任报告单位。责任报告人在诊疗过程中发现并诊断出丙肝病例后，应立即填写"传染病报告卡"，或通过电子病历、电子健康档案自动抽取符合交换文档标准的电子传染病报告卡，并在 24 小时内完成网络报告或数据交换。责任报告单位应配备传染病信息报告的专用计算机和相关网络设备，保障病例报告及其管理工作，负责对本单位相关医务人员进行传染病诊断标准和病例报告管理技术等内容的培训、报告的日常管理、审核检查、网络报告（数据交换）和质量控制，并定期对本单位报告的传染病情况及报告质量进行分析汇总和通报。

二、丙肝病例报告的方法

责任报告人按照《丙型肝炎诊断》（WS 213—2018）标

准的要求，对丙肝病例做出临床诊断病例或确诊病例的诊断，并及时填报"传染病报告卡"。

（一）临床诊断病例

抗 -HCV 检测结果阳性，符合临床诊断标准但未进行 HCV RNA 检测的病例，填报"临床诊断病例"。

（二）确诊病例

HCV RNA 检测结果阳性的病例，不论抗 -HCV 检测结果如何，填报"确诊病例"。

（三）急慢性分类

对于确诊病例，须进一步区分急性病例和慢性病例，并填报"急性"或"慢性"；对于临床诊断病例，填报"未分类"。

三、丙肝病例报告的注意事项

（一）首诊报告

医疗卫生机构在做出丙肝诊断时，仅对该病例在本机构首次就诊进行一次性报告，如确定是再次就诊则可不再进行报告。

（二）发生变更时的报告

诊断类型发生变更或因该病死亡的病例须在丙肝病例卡

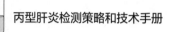

管理中进行订正。

（三）再次感染的报告

既往已治愈再次感染的病例需要报告。

（四）婴幼儿病例的报告

对于 18 个月及以下的婴儿或幼儿，以 HCV RNA 检测结果阳性作为病例报告的依据，仅有抗 -HCV 检测结果阳性者无须报告，但应尽可能完成 HCV RNA 检测以进一步明确诊断，6 个月后复查 HCV RNA，检测结果仍为阳性者，可诊断为慢性丙肝病例。

（五）病例报告的订正

1. 对报告的临床诊断病例，尽可能进一步完成 HCV RNA 检测。HCV RNA 检测结果阳性的病例，及时订正为"确诊病例"，并进一步区分和填报"急性"或"慢性"。

2. HCV RNA 检测结果阴性的病例，不论抗 -HCV 检测结果如何，均不需要报告；已按抗 -HCV 检测结果阳性报告的"临床诊断病例"，订正删除。

四、病例报告流程图

通常情况下，医疗卫生机构在丙肝病例诊断中，首先会进行抗 -HCV 检测，然后对抗 -HCV 结果阳性者再进一步进行 HCV RNA 检测，并最终根据 HCV RNA 阳性结果进行诊断和报告。如果医疗卫生机构不具备 HCV RNA 检测能力，则需要按照抗 -HCV 阳性并结合临床进行诊断和报告。另外，由于一些医疗机构的 HCV RNA 检测时间较为滞后，为保证病例报告的时效性，则需要先对临床诊断病例进行报告，之后再根据 HCV RNA 检测结果进行订正。丙肝病例报告流程图详见图 4-1。

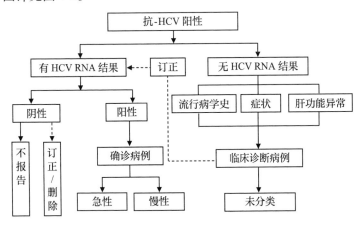

图 4-1　丙肝病例报告流程图

第二节　转介服务

一、转介的重要性

转介是指医务人员根据丙肝患者的病情和服务需求，将患者介绍到可提供相关服务的医疗机构，方便患者获得更专业、更具针对性的服务。转介包括转介咨询、转介检测（核酸、基因分型检测等）以及转介抗病毒治疗等。

转介是丙肝防治工作的重要环节之一，目前医疗机构普遍对术前和部分住院患者进行常规丙肝抗体检测，但对抗体检测阳性者提供的后续服务不到位，导致在控制患者病情、减少社会面传染源等方面作用有限，存在一定的检测投入浪费。为使检测投入和效益产出成正比，减少患者流失，让患者获得更好的医疗服务，掌握当地丙肝的真实疫情，亟须对丙肝抗体检测阳性者加强管理。因此，对丙肝抗体阳性者的转介工作显得尤为重要。通过转介可以为服务对象提供专业的疾病咨询，明确服务对象的感染状况，对其进行专业的归口诊断、有效的抗病毒治疗及效果评估等。

二、转介要求

当地卫生健康行政部门应结合当地医疗条件，建立并完善转介机制，确定当地承担丙肝诊疗的定点医疗机构名单，并根据医疗机构的能力和人员变化动态调整定点医疗机构名单，同时将定点医疗机构名单提供给当地非定点医疗机构。非定点医疗机构须对就诊者进行丙肝抗体检测，首诊医生负责对抗体检测阳性者进行结果告知，完成传染病信息报送，完整填写转介单将其转介至当地丙肝诊疗定点医疗机构，并对患者进行跟踪随访，确保转介成功；如未成功转介则应询问原因，根据情况再次安排转介和后续随访。

为完善转介服务的工作质量，卫生健康行政部门应加强对各转介机构和接收机构人员能力的培训，搭建各机构间的转介平台，理顺转介流程。

三、转介方法

（一）医疗机构院内转介

进行医疗机构院内转介的医疗机构是本身具备丙肝诊断和治疗能力的定点医疗机构，有丙肝诊疗相关科室。院内转介是指当医院内非丙肝临床科室在常规医疗活动中检测发现丙肝抗体阳性者时，非丙肝临床科室医生须对就诊者进行丙肝抗体阳性结果解释告知，完成传染病信息报送并完整、清晰地填写转介单，将就诊者横向归口转介至本院的丙肝诊疗科室进行规范的病例管理，包括对患者提供疾病咨询，作出病情诊断，评估治疗必要性，提出治疗方案，动员患者进行规范抗病毒治疗，跟踪随访，评估治疗效果，同时对患者进行健康教育和提供心理支持，避免患者感染他人，防止治愈后再感染等。

（二）医疗机构院外转介

进行医疗机构院外转介的医疗机构是本身不具备丙肝诊断和治疗能力的非定点医疗机构或不承担和不开展丙肝抗病毒治疗工作的临床机构，包括乡镇卫生院、社区卫生服务中心、私立机构和非肝病专科医院等，这些机构由于无丙肝诊疗范围、无丙肝临床医生、无相关设备，不能对丙肝病例进行诊断和治疗，仅开展丙肝抗体检测。院外转介是指当临床医生检测发现丙肝抗体阳性时，临床医生对就诊者进行结果告知，提供当地丙肝定点医疗机构名单，与就诊者沟通选择其中一家，并完整、清晰地填写转介单，将就诊者纵向转介到丙肝诊疗定点医疗机构进行归口管理，包括转介做 HCV RNA 检测、基因分型检测、健康咨询、疾病诊断、动员治疗等。转介机构应与接收机构建立沟通平台，了解转介对象是否成功转介，做好转介记录，并对转介失败者询问原因，提出解决办法，根据情况再次安排转介。

（三）其他检测机构的转介

其他检测机构包括疾控中心、VCT 机构、戒毒药物维持治疗门诊、监管场所等，该类机构通常是在常规工作或专题调查中发现丙肝抗体检测结果阳性者，转介目的与医疗机构院外转介类似，主要是将丙肝抗体检测结果阳性者转介至当地具备丙肝诊疗能力的定点医疗机构进行归口管理。

由于机构各自的特殊性，转介方式也不尽相同，各地可根据当地情况采取陪同转介、出所转介、自行前往转介机构等方式，转介单的填写也可根据当地情况自行决定（尤其是监管场所）。

转介前须向患者提供当地丙肝诊疗定点医疗机构名单，与转介对象沟通协商选择其中一家，完整、清晰填写转介单，将转介对象转介到定点医疗机构进行 HCV RNA 检测、健康咨询或抗病毒治疗等，同时对转介对象进行跟踪随访，确保转介成功，做好转介记录，如未成功转介则应询问其原因，根据情况再次安排转介。

四、转介工作的注意事项

转介机构须向患者提供辖区内所有丙肝诊疗定点医疗机构名单、详细地址、接收科室、服务内容、联系电话和联系人，以便患者根据自身情况和需求选择接收机构，完整、清晰填写转介单，同时主动与接收医疗机构联系，掌握转介对象是否成功转介至接收医疗机构，做好转介记录，如未转介成功应主动联系转介对象了解未到接收机构的原因，做好后续再转介工作。转介通知单见表4-1，转介流程见图4-2。

表4-1 转介通知单

编号：＿＿＿＿＿＿＿＿

＿＿＿＿＿＿＿＿(接收医疗机构名称)：

姓名＿＿＿＿＿＿，性别＿＿＿＿，身份证号＿＿＿＿＿＿，已在我院就诊检测出□抗-HCV/□HCV RNA阳性，现须贵单位为其提供□丙肝核酸检测/□丙肝基因型检测/□丙肝健康咨询/□丙肝抗病毒治疗/□其他(请注明)＿＿＿＿＿＿＿＿。

特转介到您处，请给予接洽。如有疑问，请与我单位联系。

转介单位联系电话：＿＿＿＿＿＿＿＿

转介医生签名：＿＿＿＿＿＿＿＿

转介单位(单位公章)＿＿＿＿＿＿＿＿

＿＿＿＿＿年＿＿＿＿＿月＿＿＿＿＿日

注：各地可参考本模板，在涵盖相关内容的情况下制订适合本地的转介通知单。

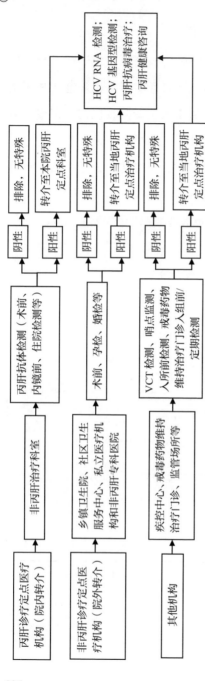

图 4-2 丙肝转介流程图

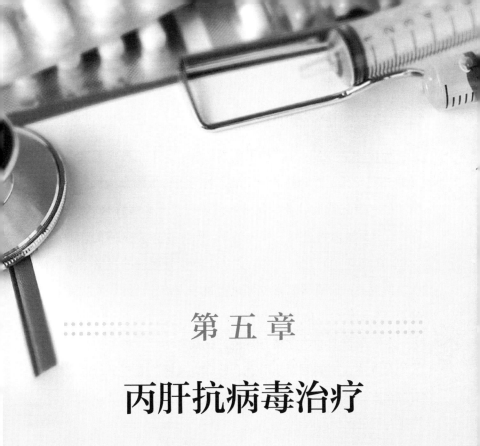

第五章

丙肝抗病毒治疗

第一节　治疗原则

所有 HCV RNA 检测结果阳性的病例，不论肝病程度、肝外表现或者是否合并其他疾病，均应进行抗病毒治疗。进展期肝纤维化或肝硬化、显著肝外表现、肝移植后 HCV 复发、合并加速肝病进展的疾病患者，传播 HCV 高风险的患者（静脉药瘾者、男性同性性行为者、有生育愿望的育龄期女性、血液透析患者等）须立即进行抗病毒治疗。妊娠女性在分娩哺乳期后给予抗病毒治疗。

丙肝最首要的治疗就是规范的抗病毒治疗，如果还存在其他合并症，则同时对于肝脏合并症以及肝外表现进行对症支持治疗，肝功能失代偿或肝癌患者如达到肝移植适应证，可进行肝脏移植。

第二节　治疗目标及终点

丙肝抗病毒治疗的目标为，清除患者体内 HCV，获得丙肝的治愈，清除或减轻 HCV 相关肝损害和肝外表现，逆转肝纤维化，阻止或减少进展为肝硬化、肝癌，改善长期生存率，提高生活质量，预防 HCV 传播。其中进展期肝纤维化及肝硬化患者 HCV 的清除可降低肝硬化失代偿的发生率，可降低但不能完全避免肝细胞癌（hepatocellular carcinoma，HCC）的发生，须长期监测 HCC 的发生情况。等待肝移植患者进行抗病毒治疗，可改善移植前的肝功能，减少肝移植的需求，以及预防移植后再感染。肝移植后的患者，进行抗病毒治疗可提高生存率。

治疗终点为获得持续病毒学应答（sustained virologic response，SVR），定义为抗病毒治疗结束后 12 周或 24 周，采用敏感检测方法（检测下限 ≤ 15 IU/ml）检测血清或血浆 HCV RNA 检测不到（SVR12 或 24）。获得持续病毒学应答代表 HCV 获得了清除，患者得到治愈，之后出现 HCV 复发的可能性小于 1%。

第三节　治疗药物及适应证

丙肝的抗病毒治疗已经进入直接抗病毒药物（direct antiviral agents，DAAs）时代，DAAs 分为三大类，包括：NS3/4A 蛋白酶抑制剂、NS5A 抑制剂和 NS5B 聚合酶抑制剂，两类或者三类 DAAs 组合在一起形成抗病毒治疗方案，包括泛基因型方案以及基因型特异性方案。DAAs 总体治愈率可达 95% 以上，安全性良好，所有 HCV RNA 检测结果阳性的 HCV 感染者均应尽快接受抗病毒治疗。表 5-1 汇总了 DAAs 的情况。

表 5-1　直接抗病毒药物的分类

类别	药品	规格	使用剂量
泛基因型			
NS5B 聚合酶核苷类似物抑制剂 /NS5A 抑制剂	索磷布韦 / 维帕他韦 *(Sofosbuvir/ Velpatasvir)	400mg 索磷布韦和 100mg 维帕他韦,复合片剂	1 片,1 次 /d
NS3/4A 蛋白酶抑制剂 / NS5A 抑制剂	格卡瑞韦 / 哌仑他韦(Glecaprevir/ Pibrentasvir)	100mg 格卡瑞韦和 40mg 哌仑他韦,复合片剂	3 片,1 次 /d
NS5B 聚合酶核苷类似物抑制剂 /NS5A 抑制剂 /NS3/ 4A 蛋白酶抑制剂	索磷布韦 / 维帕他韦 / 伏西瑞韦 *(Sofosbuvir/ Velpatasvir/ Voxilaprevir)	400mg 索磷布韦、100mg 维帕他韦及 100 mg 伏西瑞韦,复合片剂	1 片,1 次 /d
NS5A 抑制剂	可洛派韦 *(Coblopasvir)	60mg,胶囊	1 粒,1 次 /d
NS5A 抑制剂	拉维达韦 *(Ravidasvir)	200mg,片剂	1 片,1 次 /d
NS5B 聚合酶核苷类似物抑制剂	索磷布韦(Sofosbuvir)	400mg,片剂	1 片,1 次 /d
基因型特异性			
NS3/4A 蛋白酶抑制剂 / NS5A 抑制剂	艾尔巴韦 / 格拉瑞韦 *(Elbasvir/ Grazoprevir)	50mg 艾尔巴韦和 100mg 格拉瑞韦,复合片剂	1 片,1 次 /d

类别	药品	规格	使用剂量
NS3/4A 蛋白酶抑制剂	达诺瑞韦（Danoprevir）	100mg 达诺瑞韦片剂	1 片，2 次 /d
NS5A 抑制剂 /NS5B 聚合酶核苷类似物抑制剂	来迪派韦 / 索磷布韦 *（Ledipasvir/Sofosbuvir）	90mg 来迪派韦和400mg 索磷布韦，复合片剂	1 片，1 次 /d
NS5A 抑制剂	依米他韦 *（Yimitasvir）	100mg 依米他韦，胶囊	1 粒，1 次 /d

注：* 已经纳入国家基本医疗保险报销目录。

一、泛基因型方案

（一）索磷布韦 / 维帕他韦

口服索磷布韦（Sofosbuvir，SOF）400mg 和维帕他韦（Velpatasvir，VEL）100mg 复合片剂，成人每日 1 次、每次 1 片。治疗所有基因型，无肝硬化和代偿期肝硬化疗程 12 周，基因 3 型代偿期肝硬化患者可加用利巴韦林（Ribavirin，RBV）。不良反应常见头痛、疲劳和恶心。

（二）可洛派韦联合索磷布韦

口服可洛派韦（Coblopasvir，CLP）胶囊 1 粒 60mg 和索磷布韦 1 片 400mg，成人每日 1 次。治疗基因 1、2、3、6 型无肝硬化或代偿性肝硬化患者，疗程 12 周。不良反应常见中

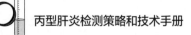

性粒细胞计数降低、乏力、低蛋白血症。

（三）格卡瑞韦 / 哌仑他韦

口服格卡瑞韦（Glecaprevir，GLE）100mg 和哌仑他韦（Pibrentasvir，PIB）40mg 复合片剂，成人和 12 ~ 18 岁青少年每日 1 次、每次 3 片。治疗所有基因型，疗程 8 周、12 周或者 16 周。不良反应常见头痛、疲乏和瘙痒。

（四）索磷布韦 / 维帕他韦 / 伏西瑞韦

口服索磷布韦 400mg、维帕他韦 100mg 和伏西瑞韦（Voxilaprevir，VOX）100mg 复合片剂，成人每日 1 次、每次 1 片。治疗所有基因型，无肝硬化或代偿性肝硬化、DAAs 经治患者，疗程 12 周。不良反应常见头痛、疲乏、腹泻和恶心。

二、基因型特异性方案

（一）来迪派韦 / 索磷布韦

口服来迪派韦（Ledipasvir，LDV）90mg 和索磷布韦 400mg 复合片剂，成人和 12 ~ 18 岁青少年，每日 1 次、每次 1 片。治疗基因 1b 型无肝硬化或者代偿期肝硬化患者，疗程 12 周。不良反应常见头痛、疲劳、皮疹。

（二）艾尔巴韦 / 格拉瑞韦

口服艾尔巴韦（Elbasvir，EBR）50mg 和格拉瑞韦（Grazoprevir，GZR）100mg 复合片剂，成人每日 1 次、每次 1 片。治疗基因 1b 型无肝硬化或者代偿期肝硬化患者，疗程 12 周。不良反应常见疲乏和头痛。

（三）达诺瑞韦联合拉维达韦

口服达诺瑞韦（Danoprevir，DNV）每片 100mg，拉维达韦（Ravidasvir，RDV）每片 200mg，成人，拉维达韦每日 1 次、每次 1 片，联合达诺瑞韦每日 2 次、每次 1 片，并联合利托那韦和利巴韦林。治疗基因 1b 型无肝硬化患者，疗程 12 周。不良反应常见贫血、血胆红素升高、腹泻、上呼吸道感染和疲劳。

（四）依米他韦联合索磷布韦

口服依米他韦（Yimitasvir，YMV）胶囊每粒 100mg，索磷布韦片每片 400mg，成人每日 1 次，每次依米他韦胶囊 1 粒与索磷布韦 1 片联用。治疗基因 1 型无肝硬化患者，疗程 12 周。不良反应常见疲乏和头痛。

三、特殊人群治疗

1. 12 ~ 18 岁青少年，基因 1b 型可选择来迪派韦 / 索磷布韦，所有基因型可选择格卡瑞韦 / 哌仑他韦，剂量与成人一致。12 岁以下儿童，目前尚未有推荐的 DAAs 治疗方案。

2. 育龄期女性在 DAAs 治疗前先筛查是否已经妊娠，已经妊娠者，可在分娩哺乳期结束后给予抗病毒治疗。如果排除妊娠，避免在服用 DAAs 期间妊娠。

3. 肾功能不全慢性肾脏病（chronic kidney disease，CKD）1～3b 期，方案选择无特殊。CKD 4～5d 期，可以选择艾尔巴韦/格拉瑞韦，或者格卡瑞韦/哌仑他韦。肾移植后 CKD 1～3b 期患者，可以选择来迪派韦/索磷布韦，或者索磷布韦/维帕他韦，不需要调整免疫抑制剂剂量；CKD 4～5d 期患者，可以选择格卡瑞韦/哌仑他韦，必要时调整免疫抑制剂剂量。

4. 血友病、地中海贫血、镰状细胞贫血等血液系统疾病患者合并 HCV 感染时，具体方案同普通患者。

5. HCV/HBV 合并感染时，具体方案同普通患者。可加用核苷（酸）类似物抗 HBV 治疗或者预防 HBV 的激活。

6. HCV/HIV 合并感染时，具体方案同普通患者。如 DAAs 与抗逆转录病毒药物有相互作用，治疗方案和药物剂量需要调整。以下抗逆转录病毒药物的应用要注意关注与 DAAs 的药物-药物相互作用，包括依非韦伦、依曲韦林、奈韦拉平、阿扎那韦/利托那韦、阿扎那韦/考比司他、达芦那韦/利托那韦、达芦那韦/考比司他、洛匹那韦/利托那韦等。

7. 静脉药瘾者（persons who inject drugs，PWID）应定期自愿检测抗-HCV 和 HCV RNA，所有感染 HCV 的 PWID 都应立即接受抗病毒治疗，具体方案同普通患者，注意治疗时的药物-药物相互作用问题。

8. 失代偿期肝硬化及肝移植患者禁止使用 NS3/4A 蛋白酶抑制剂类 DAAs。基因 1b 型选择来迪派韦 / 索磷布韦，所有基因型可选择索磷布韦 / 维帕他韦，联合利巴韦林治疗 12周，如果有利巴韦林禁忌则不联合利巴韦林，但疗程延长至24 周。肝移植后，可选择来迪派韦 / 索磷布韦、索磷布韦 /维帕他韦，如处于 CKD 4 ~ 5d 期但不存在失代偿期肝硬化，可选择格卡瑞韦 / 哌仑他韦治疗，必要时调整免疫抑制剂剂量。

9. 干扰素经治患者选择的 DAAs 治疗方案与初治患者类似。DAAs 经治患者，可予索磷布韦 / 维帕他韦 / 伏西瑞韦治疗 12 周，DAAs 经治失败 2 次的患者，同时加用利巴韦林治疗 12 周。DAAs 经治的失代偿期患者，给予索磷布韦 / 维帕他韦加用利巴韦林治疗 24 周。

10. 急性丙肝患者可以给予 DAAs 治疗 8 周。

第四节　疗效评估及监测

疗效评估主要是检测 HCV RNA，建议在治疗基线、治疗第 4 周、治疗结束时、治疗结束后 12 周或 24 周检测 HCVRNA。治疗结束后 12 周或 24 周检测不到 HCV RNA，提示HCV 获得了清除，丙肝得到治愈。安全性监测包括肝肾功能、药物 - 药物相互作用、不良反应等。在基线、治疗后 4周、12 周、24 周或有临床症状时，应监测肝功能，肾功能不全患者使用索磷布韦须每个月监测肾功能。使用 DAAs 治疗，应避免使用具有相互作用的其他药物，在利巴韦林用药时以及停药后 6 个月内采用有效的避孕措施。

对于进展期肝纤维化和肝硬化患者，即使抗病毒治疗获得持续病毒学应答，也应该每 6 个月复查一次腹部超声和血清甲胎蛋白，筛查肝细胞癌的发生。肝硬化患者每年复查一次胃镜，观察食管-胃底静脉曲张情况。

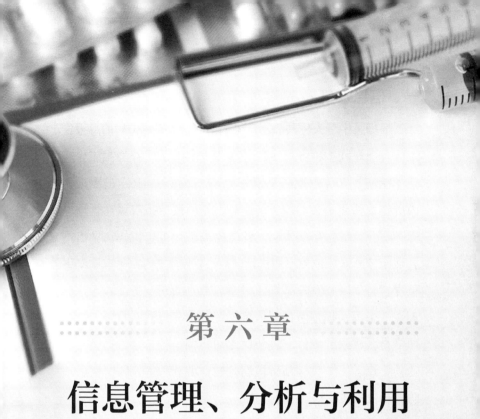

第 六 章

信息管理、分析与利用

一、信息收集

根据《中华人民共和国传染病防治法》《传染病信息报告工作管理规范（2015版）》《传染病监测信息网络直报工作与技术指南》和《丙型肝炎诊断》（WS 213—2018）的要求，丙肝作为法定报告的乙类传染病，遵循疫情报告属地管理原则，实行首诊医生负责制。各级各类医疗卫生机构在做出丙肝临床诊断病例或确诊病例诊断后24小时之内，由首诊医生负责填写"传染病报告卡"，由医院预防保健科的专业人员负责在"中国疾病预防控制信息系统"中完成网络直报。没有网络直报权限的单位，24小时之内将两份报告卡寄送所在地的县（市、区）疾病预防控制机构，由县（市、区）疾病预防控制机构在收到后2小时内完成网络直报。

2022年中国疾病预防控制信息系统丙肝防治信息系统上线运行和使用，在原有系统基础上，扩充开发了丙肝病例卡管理和治疗管理功能，由定点医疗机构、非定点医疗机构（含基层医疗卫生机构）和疾病预防控制机构协同参与病例的追踪、转诊、抗病毒治疗和治疗后随访，录入抗体、核酸检测等追踪信息，以及抗病毒治疗基本信息和随访信息，实现了丙肝病例报告和疾病转归信息的全程闭环管理。另外，丙肝防治信息系统可实现已上报丙肝病例跨年度查重，对既往报告的丙肝病例进行追踪管理，辖区内定点医疗机构转诊以及跨区转诊，还可对新报告急性丙肝病例和5岁以下儿童病例流行病学调查信息进行录入。

除了中国疾病预防控制信息系统及丙肝防治信息系统收

集丙肝疫情信息之外，丙肝、艾滋病哨点监测系统，艾滋病自愿咨询检测系统及戒毒药物维持治疗系统也会收集丙肝检测的相关信息。

二、信息管理

　　医疗机构、哨点医疗机构及疾病预防控制机构应设专门人员负责收集、整理丙肝监测和检测的相关信息，并按照要求在规定时限内上报至相应信息系统。信息收集及上报过程中，注意核实填报是否规范准确，发现问题及时与填报或信息收集人员沟通，进行核对与校正。所有参与数据整理和录入的人员，在使用数据管理系统之前必须经过各级医疗机构或疾病控制机构组织的操作培训。丙肝档案须设专人负责保管，采取必要的保密措施，未经本人许可，不得随意告知他人，不得泄露涉及个人隐私的有关信息和资料。

　　在涉及多个科室和人员传递资料时，须认真执行资料传递的相关规定，特别是保密措施以及各类人员的职责，并认真检查这些职责的执行情况，及时解决执行过程中存在的问题。

三、信息分析与利用

　　运用国家传染病疫情报告系统内的统计功能可以查询不同地区及时间范围内丙肝病例的报告情况，并可根据不同条件查询丙肝病例分布情况。丙肝、艾滋病哨点监测系统，艾滋病自愿咨询检测系统及戒毒药物维持治疗系统也提供丙肝检测的相关数据，可按照相应查询条件进行分类统计。对于丙肝监测期收集的各类登记表等数据资料，在数据汇总完毕后应进行整体分析整理，了解当年监测和检测工作情况。

省级及以上的疾病预防控制机构须按周、月、年进行丙肝疫情的动态分析。地市级和县区级疾病预防控制机构须按月、年进行丙肝疫情分析，二级及以上医疗机构按季、年进行丙肝疫情分析。各级疾病预防控制机构要及时将丙肝疫情分析结果以信息、简报或报告等形式向上级疾病预防控制机构和同级卫生健康管理部门报告，并反馈到下一级疾病预防控制机构。县区级疾病预防控制机构应定期将辖区内丙肝疫情分析结果反馈到辖区内的医疗机构。疫情分析所需的人口资料以国家统计部门数据为准。

在对丙肝检测以及疫情信息进行分析时，需要重点分析丙肝检测量与丙肝流行病学特征，包括不同时间段、不同地区的丙肝检测量、发现的病例数，以及不同性别、年龄等人群类别中开展检测和报告丙肝病例的情况；分析丙肝疫情可能的发展趋势，综合检测数据提供的信息，判断检测发现的重点区域以及重点人群；必要时，可利用统计图、表进行直观的展示。

丙肝检测、病例报告等多方面数据信息的综合分析与利用，可以使各级卫生健康管理部门和疾病预防控制机构能够及时掌握丙肝疫情和防治工作进展。同时，各级工作人员可以利用各数据平台提供的丙肝相关信息，开展丙肝防治的应用性科学研究，为科学开展并评价丙肝防治工作、合理配置防治资源以及有效制定防治政策提供依据。

缩略语

ALT	alanine aminotransferase，丙氨酸转氨酶
BSL-2	Class 2 biosafety laboratory，符合二级生物安全实验室
CKD	chronic kidney disease，慢性肾脏病
CLP	Coblopasvir，可洛派韦
CUSUM	cumulative sum，累积和
DAAs	direct antiviral agents，直接抗病毒药物
DBS	dried blood spots，干血斑
DNV	Danoprevir，达诺瑞韦
EBR	Elbasvir，艾尔巴韦
GLE	Glecaprevir，格卡瑞韦
GZR	Grazoprevir，格拉瑞韦
HBV	hepatitis B virus，乙型肝炎病毒
HCC	hepatocellular carcinoma，肝细胞癌
HCV	hepatitis C virus，丙型肝炎病毒
HCV cAg	HCV core antigen，HCV 核心抗原
HIV	human immunodeficiency virus，人类免疫缺陷病毒
LDV	Ledipasvir，来迪派韦
MSM	men who have sex with men，男性同性性行为者

PIB	Pibrentasvir，哌仑他韦
POCT	point of care testing，床旁检测
PWID	persons who inject drugs，静脉药瘾者
qRT-PCR	real-time fluorescent quantitative polymerase chain reaction，实时荧光定量聚合酶链反应
RBV	Ribavirin，利巴韦林
RDT	rapid diagnostic test，快速诊断检测
RDV	Ravidasvir，拉维达韦
RT-PCR	reverse transcription polymerase chain reaction，反转录-聚合酶链反应
SDI	standard deviation index，标准差指数
SOF	Sofosbuvir，索磷布韦
SVR	sustained virologic response，持续病毒学应答
TMA	transcription-mediated amplification，转录介导扩增
VCT	voluntary counseling and testing，自愿咨询检测
VEL	Velpatasvir，维帕他韦
VOX	Voxilaprevir，伏西瑞韦
WHO	World Health Organization，世界卫生组织
YMV	Yimitasvir，依米他韦

参考文献

[1] 国家卫生健康委办公厅, 科技部办公厅, 工业和信息化部办公厅, 等. 关于印发消除丙型肝炎公共卫生危害行动工作方案（2021—2030年）的通知 [EB/OL].(2021-09-15)[2022-08-08]. http://www.nhc.gov.cn/jkj/s3586/202109/c462ec94e6d14d8291c5309406603153.shtml.

[2] 国家卫生计生委, 国家发展改革委, 教育部, 等. 关于印发中国病毒性肝炎防治规划（2017—2020年）的通知 [EB/OL].(2017-11-10)[2022-08-08]. http://www.nhc.gov.cn/cms-search/xxgk/getManuscriptXxgk.htm?id=aea94a8c1d9d4110a13e2b4d8418c173.

[3] 中华医学会肝病学分会, 中华医学会感染病学分会. 丙型肝炎防治指南 (2019 年版)[J]. 中华传染病杂志 ,2020,38(1):9-28.

[4] 国家卫生和计划生育委员会. 丙型肝炎诊断：WS 213—2018[S]. 北京：国家卫生和计划生育委员会，2018.

[5] 国家卫生计生委办公厅. 国家卫生计生委办公厅关于印发传染病信息报告管理规范（2015 年版）的通知 [EB/OL].(2015-11-11)[2022-08-08]. http://www.nhc.gov.cn/jkj/s3577/201511/f5d2ab9a5e104481939981c92cb18a54.shtml.

[6] 医疗服务标准专业委员会. 丙型病毒性肝炎筛查及管理：WS/T 453—2014[S]. 北京：国家卫生和计划生育委员会，2014.

[7] 国家卫生健康委办公厅. 国家卫生健康委办公厅关于进一步加强医

疗机构感染预防与控制工作的通知 [EB/OL].(2019-05-23)[2022-08-08]. http://www.nhc.gov.cn/yzygj/s7659/201905/d831719a5ebf450f991ce47baf944829.shtml.

[8] 国家卫生健康委员会. 国家卫生健康委关于印发血站技术操作规程（2019 版）的通知 [EB/OL].（2019-05-08）[2022-08-08]. http://www.nhc.gov.cn/yzygj/s7658/201905/bdd4f4ccd15c4201bfb6d9e7492d7fab.shtml.

[9] 卫生部办公厅. 卫生部办公厅关于印发《单采血浆站技术操作规程（2011 版）》的通知 [EB/OL].（2011-04-08）[2022-08-08]. http://www.nhc.gov.cn/cms-search/xxgk/getManuscriptXxgk.htm?id=52897.

[10] 卫生部. 卫生部关于印发《血站实验室质量管理规范》的通知 [EB/OL].（2006-07-10）[2022-08-08]. http://www.nhc.gov.cn/wjw/gfxwj/200607/8a46f09c685d43bb9dcb0aaf5346ee8d.shtml.

[11] 卫生部. 卫生部关于印发《单采血浆站质量管理规范》的通知 [EB/OL].（2006-11-13）[2022-08-08]. http://www.nhc.gov.cn/wjw/gfxwj/200611/7d30b308ade04237a16a91e9833a4298.shtml.

[12] 吴尊友. 艾滋病检测咨询实用手册 [M]. 北京：人民卫生出版社，2013：15-27.

[13] 国家卫生计生委，公安部，国家食品药品监管总局. 关于印发戒毒药物维持治疗工作管理办法的通知 [EB/OL].（2017-01-23）[2022-08-08]. http://www.nhc.gov.cn/jkj/s3584/201701/0a97d574cf4744e1bbc335ed5de315b9.shtml.

[14] World Health Organization. Global health sector strategy on viral hepatitis 2016—2021[R/OL]. (2016-05-17)[2022-08-08]. https://www.

who.int/publications/i/item/WHO-HIV-2016.06.

[15] World Health Organization. Progress report on HIV, viral hepatitis and sexually transmitted infections 2021: Accountability for the global health sector strategies, 2016—2021[R/OL]. (2021-07-15) [2022-08-08]. https://www.who.int/publications/i/item/9789240027077.

[16] World Health Organization. Guidelines for the screening, care and treatment of persons with hepatitis C infection [R/OL]. (2014-04-09) [2022-08-08]. https://www.who.int/publications/i/item/9789241548755.